Homo sanitas

ISBN : 978-2-37448-198-2

Nicolas Bouzou

Homo sanitas

Histoire et avenir de la santé

XO EDITIONS

Introduction

Homo sanitas ?

Non, l'obsession sanitaire n'a pas envahi notre société. Non, nos pays ne sont pas devenus des « dictatures hygiénistes », en tout cas plus que par le passé. Non, nos sociétés n'en ont pas trop fait pour combattre la pire pandémie depuis un siècle. Le genre humain a toujours guerroyé pour protéger sa santé et allonger sa vie. Il a toujours placé les meilleures technologies et les savoirs au service de cet objectif. Il a toujours considéré que la santé permettait de *faire*. Notre début de XXIe siècle ne déroge pas à cette règle. Il ne constitue pas une rupture condamnable mais la suite du combat pour la santé.

En avril 2006, la revue *Nature* a publié une étude étonnante. Dans la nécropole de Mehrgarh au Pakistan, des archéologues ont pu examiner 4 000 dents datant d'environ 9 000 ans. Ils ont découvert 11 cas de perforations volontaires réalisées du vivant des individus. Le profil d'usure des dents suggérait qu'elles avaient servi après l'opération, parfois plusieurs années. Ces perforations avaient été pratiquées avec des instruments en silex très fins, généralement utilisés pour trouer des perles. Il s'agissait sans doute pour ces « artisans dentistes » de soigner des caries. Les débuts de l'ère néolithique avaient été marqués par une augmentation de la consommation de sucre, substance pour laquelle la bouche humaine n'était pas adaptée (elle ne l'est toujours pas, mais nous utilisons des brosses à dents et du dentifrice afin de ne pas subir les désagréments de cette non-adaptation). Imaginez vous faire soigner une carie au silex et sans anesthésie, même si les préhistoriens estiment que le pavot a probablement fait office d'analgésique.

Cette découverte met en lumière plusieurs constatations. D'une part, la médecine existe depuis très longtemps. Elle mobilise certains savoirs. L'individu qui soigne les dents n'est peut-être pas « dentiste » à proprement parler – il n'y a pas réellement de spécialisation des tâches à l'époque préhistorique –, mais on peut penser que ce travail fait partie de ses attributions. D'autre part, la médecine requiert des outils particuliers, ici à base de silex, c'est-à-dire qu'elle exige des investissements. Soins, compétences, technologie : ce triptyque a peu changé tout au long de l'histoire humaine, qui se présente comme un continuum avec des phases d'accélération et de décélération.

Cette histoire a commencé avant la naissance des dentistes de Mehrgarh. Même à l'ère du paléolithique, soigner était courant. Les traumatismes liés à des maladresses, à de banals accidents ou à des combats étaient fréquents. Nos lointains ancêtres procédaient à des actes de chirurgie, allant parfois jusqu'à des amputations. On a retrouvé de nombreux crânes trépanés, dans le but sans doute de soulager des hématomes et des douleurs. Les hommes savaient distinguer les plantes qui guérissent de celles qui empoisonnent, et ainsi identifier leurs vertus thérapeutiques. Ils les utilisaient par exemple pour fabriquer des pansements, faciliter la digestion, ou en tant qu'analgésiques.

On peut imaginer que les premiers hominidés, il y a plusieurs millions d'années, essayaient déjà de soigner leurs maux. Des éthologues ont montré que ce comportement se retrouvait également chez des animaux. Certaines mouches ou chenilles savent absorber des substances, comme de l'alcool, afin de tuer des parasites qui les rendent malades[1]. Des fourmis ou des abeilles font acte de prévention en plaçant dans leurs nids des résines antifongiques et antibactériennes.

Les habitudes sanitaires de certaines espèces présentent des caractéristiques communes à celles des humains. Sabrina Krief est vétérinaire et spécialiste des chimpanzés. Elle les observe dans leurs milieux naturels et étudie, notamment, leurs comportements thérapeutiques. Ces singes savent reconnaître les plantes qui chassent les parasites, limiter le risque de paludisme et même maximiser l'impact thérapeutique d'une herbe en la mélangeant avec de la terre. D'après Sabrina Krief, une partie de ces pra-

[1] Aurélie Sobocinski, « Ces animaux qui se soignent tout seuls », *CNRS Le journal*, février 2014.

tiques seraient transmises socialement. Chacun sait que les chimpanzés s'épouillent ; cela traduit chez ces animaux, outre une préoccupation hygiénique, une volonté de rapports sociaux. Il est vrai que nous partageons plus de 98 % de notre génome avec eux.

Cela dit, il existe une spécificité humaine. L'humain est un *Homo faber*, qui construit le monde, souvent contre la nature, et un *Homo sanitas*. Il ne fait pas que soigner une maladie. Il aide ses semblables à rester humains. Les hommes interviennent sur le corps des autres non pas uniquement pour les soulager ou pour avoir des relations sociales, mais pour les rendre « capacitaires », qu'ils puissent mener à bien leurs projets et être, justement, des *Homo faber*. Soigner n'est pas seulement ôter une douleur. C'est redonner à l'autre sa liberté de bâtir sa vie et œuvrer, consciemment, avec cet objectif. Les humains utilisent pour cela des technologies et des savoirs accumulés avec le temps. C'est en ce sens qu'*Homo faber* est aussi *Homo sanitas*. La technique permet le soin et le soin permet à l'homme de continuer l'aventure technologique de construction du monde. La médecine humaine est à la fois technologique et sociale. À ce titre, les choses n'ont guère changé. Les hôpitaux contemporains sont des précipités de technologies et de relations humaines. Le bon médecin est celui qui est compétent et empathique. Qu'il manque l'une de ces deux qualités, et vous aurez affaire à un mauvais professionnel.

Il existe une autre différence entre les humains et les animaux : leur approche respective de la mort. Les animaux peuvent avoir peur. Ils peuvent savoir qu'ils vont mourir, comme en témoignent les mines affolées des veaux dans les abattoirs. Mais ils ne mènent pas de réflexion sur leur propre disparition. Les humains enterrent leurs morts depuis au moins 100 000 ans. Certes, les fourmis et les abeilles évacuent aussi les cadavres, voire les enfouissent, mais elles le font pour des raisons de place et de propreté. Seuls les humains ont inventé des rites sophistiqués, enterrant leurs disparus avec des fleurs ou des objets, plus récemment sous des sépultures. De nombreux historiens voient dans le début des rites funéraires le commencement de la médecine. En effet, prendre soin des défunts signifie que l'on entretient un rapport avec l'au-delà, une volonté d'éternité, l'idée ou le souhait que la mort n'est pas la fin. Or, cette éternité est permise grâce à la religion ou au chamanisme, mais aussi grâce au soin. La médecine est, depuis le fond des âges, une lutte préméditée contre la mort.

La santé, chez les humains, est une notion large. Elle n'est pas que réparation. Elle n'est pas que guérison des maux du corps. Elle est « capacité de faire », de rendre une liberté et de lutter contre la mort. C'est pour approcher cet objectif ambitieux que l'homme mobilise pour la santé des moyens sociaux et technologiques. La santé est profondément humaine. Elle peut être intéressée, car il est souhaitable pour nous que les autres aillent bien. Elle peut être désintéressée, quand on soulage des personnes que l'on sait en fin de vie. C'est en ce sens qu'elle a à voir avec la dignité qui signifie que chacun, quel qu'il soit et d'où qu'il vienne, a le droit de recevoir des soins.

L'organisation du système de santé est un marqueur de la civilisation et non pas la conséquence d'une obsession hygiéniste mal placée, comme on l'a parfois entendu pendant la crise du Covid-19 chez ceux qui ont considéré « qu'on en faisait trop ». En fait, plus une civilisation est développée, plus la préoccupation du soin est présente.

Aujourd'hui, les différents aspects de la santé sont évoqués dans le débat public : prévention, dépistage, nouveaux traitements, « crise » de l'hôpital, engorgement des urgences, rémunération des médecins, remboursements de l'assurance-maladie, coût des mutuelles... Nous adorons les séries sur la santé : *Urgences*, *Grey's Anatomy*, *Dr House*, *Chicago Med*, *Good Doctor*, *The Listener*... Certes, le quotidien hospitalier se prête particulièrement bien à la fiction. S'y mêlent drames, joies, douleurs, amour et adultère, sur un rythme soutenu ponctué de rebondissements. Mais l'enthousiasme suscité par ces séries traduit aussi l'intérêt du public pour les sujets médicaux. Les citoyens sont des malades potentiels et s'inquiètent. Ils veulent par exemple savoir comment fonctionne un hôpital. Les émissions et les livres consacrés à la santé remportent d'immenses succès populaires. De plus en plus de gens se passionnent pour le développement personnel, la méditation, l'hypnose, la pratique sportive.

On a parfois critiqué la définition de la santé donnée par l'OMS en 1946 comme étant purement utopique. Selon l'organisation, « la santé est un état de complet bien-être physique, mental et social, et ne consiste pas seulement en une absence de maladie ou d'infirmité ». Évidemment, je connais peu de personnes qui peuvent satisfaire chacune des conditions de cette définition très ambitieuse. Elle constitue néanmoins un objectif, un « idéal type » qu'il est louable de viser, en particulier parce qu'elle ne se limite pas au dysfonctionnement des organes. La crise du Covid-19, avec ses traumatismes et ses drames sociaux, a montré comme les pathologies psychologiques devaient être mieux prises en compte, bien que plus difficiles à repérer que les virus.

Raconter l'histoire de la santé humaine, c'est raconter ce qui singularise notre espèce. C'est s'interroger sur la meilleure façon de prolonger les progrès extraordinaires réalisés jusqu'à nous, notamment pour défricher des champs relativement récents, comme celui de la compréhension du cerveau. C'est prendre conscience que la santé a un coût élevé, qu'il faut assumer. C'est avoir confiance dans les technologies sur lesquelles nous pouvons nous appuyer pour humaniser la médecine. C'est aussi ne pas perdre de vue que la santé doit rester un moyen, et ne jamais devenir une fin ultime.

Chapitre 1

Homo vivens : l'homme qui conquiert la vie

L'histoire de la santé est une histoire de progrès. Non linéaire, certes, faite d'avancées, de stagnations, d'accélérations et même parfois de reculs. Dans ce domaine, l'ingéniosité humaine s'est lancée avant tout dans un combat contre les lois de la nature. L'idée selon laquelle la santé serait la résultante d'un « équilibre naturel » a constitué la grille d'analyse conventionnelle durant des siècles et, en particulier, pendant l'Antiquité. Il n'y a pourtant ni éthique, ni santé qui soit naturelle. Si des éléments du vivant peuvent aider à soigner, la santé est un combat contre la spontanéité de l'existant.

La guerre pour la vie

On sait depuis Darwin que la nature est souvent spontanément à l'état de compétition et que la régulation vient du malheur des moins adaptés. Pour élaborer son analyse de la « sélection naturelle », dans laquelle les organismes les mieux adaptés à un environnement donné survivent au détriment des autres, le célèbre naturaliste s'inspira de la doctrine du pasteur britannique Thomas Malthus développée en 1798 dans son *Essai sur le principe de population.* Cet ouvrage, l'un des livres les plus importants de l'histoire des idées, connut un grand succès dès sa publication et déclencha un débat qui perdure aujourd'hui. Selon Malthus, les organismes vivants se reproduisent à des rythmes si rapides (y compris ceux qui procréent peu, comme les éléphants) qu'il ne leur faudrait que quelques années pour recouvrir la totalité de la surface d'un territoire. Or, cela n'est jamais arrivé nulle part. Il y a donc, au sein de la nature, un système régulateur qui élimine les individus avant l'apparition d'un phénomène de surpopulation, que Malthus – et d'autres auparavant – appelle « la lutte pour l'existence ». Mais *Homo sanitas* n'est ni malthusien ni darwinien, dans la mesure où il ne s'en remet pas aux mécanismes naturels de régulation. Il se bat contre la sélection naturelle. Ce qui l'anime n'est pas la lutte inconsciente pour la survie, mais le fait de vivre. La médecine est une guerre et exige intelligence, technologie, stratégie.

Dans *The Descent of Man*, que Darwin publie en 1871, le biologiste explique que la nature a sélectionné les instincts sociaux, notamment l'empathie ou la solidarité nécessaires pour survivre. Darwin a raison au niveau global de l'espèce, mais l'être humain ne se réduit pas à ses instincts. C'est même ce qui le différencie de l'animal. L'homme formule des projets qui, pour lui, ont du sens. C'est à ce titre qu'il peut faire le bien mais aussi le mal, comme tuer ses congénères par simple jalousie ou ressentiment. La médecine n'est pas qu'instinctive, mais relève d'un projet. C'est pourquoi elle peut également servir le bien comme le mal, ainsi qu'en témoignent par exemple les sinistres expérimentations du docteur Mengele.

Que cherche l'être humain ? Une autre façon de poser la question serait : depuis que l'homme est homme, qu'a-t-il réussi à réaliser qu'il ait recherché ? Une réponse est difficilement contestable : l'homme a cherché à gagner du temps sur la mort. Et il y est parvenu de deux manières : *en dehors de lui*, en s'assurant une descendance, et *en lui*, en prolongeant sa propre vie et en essayant de l'améliorer en luttant contre les désagréments du corps. Toutes les actions « normales » ou « moyennes » des hommes vont dans le même sens : éviter la mort, procréer et protéger leurs enfants. Bien sûr, il existe des personnes qui mettent volontairement fin à leur vie et des parents infanticides. Mais ce sont des comportements marginaux et qui le sont de plus en plus. Pour le commun des mortels, cela est inimaginable. La vie est la grande affaire de l'humanité, ce que démontre le philosophe français André Comte-Sponville[1]. « La fin du monde entraînerait moins de morts et de souffrances que sa continuation », écrit-il, puisque les milliards et milliards d'individus à naître sont destinés à endurer des épreuves physiques et morales. Il n'y a là rien d'autre qu'une « évidence arithmétique ». Or, si l'on suppose

[1] André Comte-Sponville, *Le Goût de vivre et cent autres propos*, Albin Michel, 2010.

que vivre et mourir fait souffrir, et si l'on veut minimiser les tourments de l'humanité, la conséquence logique serait de nous sacrifier, nous qui peuplons aujourd'hui la terre. La fin du monde mettrait fin à la souffrance du monde, de façon brutale mais efficace. Pourtant, cette idée semble absurde. Nous ne vivons pas pour ne pas souffrir – il suffirait sinon de nous suicider –, mais pour jouir, aimer, créer, lutter ; bref, nous vivons pour vivre. La vie est son propre but et si l'amour et le travail lui donnent un sens, c'est encore mieux. Nous aimons nous promener dans les rues au soleil, boire du vin blanc ou regarder la mer, seul ou accompagné. Nous pouvons aussi aimer travailler, participer à la vie associative, avoir des activités culturelles. Ce que veulent les humains, surtout dans les pays riches, c'est vivre malgré tout, parce que l'amour de l'existence l'emporte sur le désir d'en finir. Une analyse factuelle de la démographie mondiale et de l'espérance de vie conforte les démonstrations des philosophes. C'est ce que les économistes appellent les « préférences révélées » : si une action humaine est réalisée en l'absence de contrainte, c'est qu'elle a été souhaitée. *Homo* est *Homo sanitas*, car il veut vivre et que les autres vivent. Par humanisme souvent (ou parfois ?), par intérêt bien compris parfois (ou souvent ?). Car si je veux être demain soigné par mon prochain, j'ai tout intérêt à bien le traiter aujourd'hui.

L'augmentation irrégulière de l'espérance de vie

Malgré les maladies chroniques, les suicides, le réchauffement climatique, les épidémies opiniâtres, jamais l'espérance de vie à la naissance n'a été aussi élevée qu'aujourd'hui[1]. En France, elle est de 80 ans pour les hommes et de 86 ans pour les femmes. À 65 ans, un homme peut espérer vivre encore 20 ans, une femme, 23 ans et demi. Ces progrès sont le fruit d'un combat aussi vieux que l'humanité, mais dont les résultats ne furent pas réguliers.

Comment calcule-t-on l'espérance de vie ?

Si tout le monde, au cours de son existence, entend parler du concept d'« espérance de vie » et que beaucoup s'y réfèrent, il est pourtant mal compris. Il ne s'agit pas précisément d'une mesure, mais d'un calcul fictif. On fabrique statistiquement une génération et on lui applique le taux de mortalité de l'année en question. Pour déterminer l'espérance de vie en 2020, on ne fait pas la moyenne d'âge des personnes mortes cette année-là. Il s'agirait sinon simplement d'une observation de la réalité présente. L'espérance de vie à la naissance

[1] En 2020, elle a néanmoins reculé de quelques mois dans les pays les plus touchés par l'épidémie de Covid-19.

correspond à la durée de vie moyenne d'un nouveau-né si la mortalité au moment de sa naissance reste inchangée. On ne connaît pas les taux de mortalité futurs par âge. Mais on sait qu'ils ne sont pas constants dans le temps et qu'ils ont tendance à diminuer. En 1960, l'espérance de vie à la naissance était de l'ordre de 70 ans. Pourtant, un très grand nombre de personnes nées cette année-là vivront bien au-delà. C'est simplement que la distribution des taux de mortalité s'est déplacée vers des âges de plus en plus élevés.

Des progrès irréguliers

L'histoire de l'espérance de vie est l'une des plus fascinantes qui soient pour deux raisons. La première, bien connue, c'est qu'elle a énormément progressé. Elle était de l'ordre de 20 ans quand les humains ont domestiqué le feu (il y a environ 400 000 ans en Europe). Elle est supérieure à 71 ans aujourd'hui dans le monde, avec des écarts significatifs entre les pays. Elle s'élève à 84 ans au Japon et à 83 ans en Suisse et à Singapour. À l'autre extrême, elle dépasse à peine 50 ans en Sierra Leone, au Tchad et en République centrafricaine. Il y a en effet corrélation entre espérance de vie et revenu par habitant. La deuxième raison, peut-être moins connue, c'est que l'essentiel de cette augmentation est, à l'échelle de l'histoire humaine, incroyablement récent. Comme je le soulignais, elle a longtemps tourné autour de 20 ans, avant de progresser grâce à la domestication du feu, qui a eu des conséquences corporelles décisives. Le feu a permis, d'une part, de « libérer » l'émergence de graines et de fruits comestibles, comme prémices aux techniques agricoles. Il a rendu possible, d'autre part, la cuisson des aliments, c'est-à-dire leur désinfection, leur apportant une plus grande capacité à être digérés. À partir de ce moment, les humains ont pu manger beaucoup de protéines animales, ce qui a raccourci leur intestin et augmenté la taille de leur cerveau. L'espérance de vie a peut-être gagné de 5 à 10 voire 15 ans, avant de retomber de presque autant avec la « catastrophe agricole ».

Il n'est pas facile d'accepter l'idée selon laquelle l'agriculture a été une mauvaise opération pour la santé humaine, au moins dans un premier temps. Le raisonnement qui la sous-tend est détaillé dans *Homo domesticus* de l'anthropologue James Scott, un livre captivant[1]. Le passage, très progressif, pendant plusieurs milliers d'années, du monde des chasseurs-cueilleurs à celui des agriculteurs a eu trois conséquences sur la santé. D'abord, l'élevage a rapproché les animaux des humains, ce qui a généré les zoonoses, ces maladies qui se transmettent des vertébrés à l'homme, et inversement. Ensuite, la sédentarité et la constitution de villes de plusieurs milliers d'habitants ont permis une rapide circulation des virus. Enfin, la richesse de l'alimentation humaine s'est réduite avec le passage à l'agriculture. À l'extrême, certaines populations se sont exclusivement nourries de

[1] James Scott, *Homo domesticus. Une histoire profonde des premiers États*, La Découverte, 2019.

céréales, alors même que notre corps s'était habitué à une alimentation variée : des fruits, des légumes, du poisson, un peu de viande. Ce n'est pas un hasard si ce régime correspond à celui que conseillent les nutritionnistes aujourd'hui. L'évolution darwinienne avait fini par adapter notre biologie à ce menu qui, complété par de l'exercice physique (surtout de la course à pied), est optimal pour nous et permet, en théorie, de vivre longtemps et plutôt en bonne santé.

Entre les débuts de l'agriculture et le XIXe siècle, la progression de l'espérance de vie à la naissance a été marginale, de quelques années environ. Certaines personnes vivaient plus de 70 ans, atteignaient parfois même l'âge de 100 ans. Mais rares étaient celles qui demeuraient dans un état de santé qui nous ferait aimer la vie aujourd'hui. Le *Journal de santé de Louis XIV* montre ce que le Français le plus favorisé et sans doute le mieux soigné pouvait endurer[1]. À peine adulte, il souffrait de vertiges, de rhumatismes, de fièvres, de calculs, de goutte, de furoncles, de kystes infectés, de diarrhées, de sinusite, de tumeurs, de diverticules au côlon et de douleurs variées. Il était régulièrement saigné. Dès l'âge de 45 ans, il n'avait plus de dents. Des opérations avaient laissé un orifice dans son palais, de sorte que, selon son médecin, « toutes les fois que le roi buvait ou se gargarisait, ce trou portait l'eau de sa bouche dans son nez, d'où elle coulait comme une fontaine ». Sans doute est-ce la description

[1] *Journal de santé de Louis XIV*, édition établie par Stanis Perez, Jérôme Millon, 2004.

des pratiques destinées à ôter sa fistule anale qui fait le plus frémir. Son chirurgien dut réaliser de nombreuses interventions de plusieurs heures, chacune sans anesthésie. Louis XIV agonisa lentement à l'été 1715 d'une gangrène à la jambe (dont on sait maintenant qu'elle fut déclenchée par son diabète). Comme l'illustre magnifiquement le film d'Albert Serra *La Mort de Louis XIV* avec Jean-Pierre Léaud dans le rôle du souverain, les docteurs furent incapables de soulager les douleurs du roi. Fagon, le premier médecin, et Mareschal, le premier chirurgien, rivalisent d'impuissance et ne peuvent que proposer à Louis XIV de l'eau, du lait d'ânesse et des massages. Une délégation de la faculté de médecine, venue à Versailles pour l'occasion, n'offre pas mieux. Un prétendu médecin de Marseille dénommé Le Brun, fort grossier selon Saint-Simon, amené à la cour par le duc d'Orléans, apporte un élixir miraculeux : dix gouttes de sperme de taureau et de graisse de grenouille dans du vin d'Alicante. Sans surprise, ce drôle de mélange ne sauvera pas le roi. Aujourd'hui, l'ensemble des pathologies dont souffrait Louis XIV serait guéri, au mieux avec une médication banale, au pire avec quelques jours d'hospitalisation.

Dans un même ordre d'idées, une recherche récente semble montrer que Beethoven aurait perdu son audition en raison d'une infection. Le compositeur souffrait d'un grand nombre de maladies qui lui empoisonnaient la vie. Néanmoins, on ne peut s'empêcher de penser qu'il a sublimé son état et que l'absence de morbidité aurait peut-être privé l'humanité de certaines des plus grandes œuvres de la musique[1].

Nous avons beaucoup de chance de vivre au XXIe siècle, surtout dans un pays riche, car l'augmentation de l'espérance de vie est survenue très tard dans l'histoire humaine – y ont largement contribué l'avènement de la raison des Lumières, le libéralisme et les assurances sociales. À partir de 1750, celle des aristocrates s'élève un peu, avant une hausse générale à partir de 1770. Mais c'est après 1850 que l'espérance de vie moyenne à la naissance s'envole, dans un mouvement encore ininterrompu. La lutte pour survivre cède en partie la place à celle pour être heureux. On ne parle plus seulement de survie, de guérison, mais aussi d'amélioration de la santé, favorisée notamment par la pratique du sport. L'exercice est le marqueur d'une société de progrès. À la fin du XIXe siècle, Pierre de Coubertin milite pour l'introduction de l'éducation physique à l'école. C'est seulement à partir de 1900 qu'en Angleterre, l'espérance de vie à la naissance devient supérieure à l'espérance de vie d'un adolescent de 15 ans. Entre 1850 et 1900, l'espérance de vie à la naissance gagne quasiment 10 ans, avec une accélération à partir de 1880. Entre 1900 et 1950, elle augmente de près de 20 ans pour dépasser les 60 ans. Ces mouvements correspondent à des événements médicaux précis : la diffusion des vaccins dans le dernier quart du XIXe siècle, celle des antibiotiques

[1] « Beethoven lost his hearing due to a virus, not ravages of syphilis », *Telegraph*, 11 juillet 2020.

à partir de la décennie 1940. Aujourd'hui, le monde combat les maladies infectieuses grâce à un arsenal de préventions et de thérapies diversifié : antibiotiques, vaccins, eau potable, propreté de l'habitat, protection ou lutte contre les moustiques, hygiène…

Les progrès de la santé ne se matérialisent nettement qu'à partir du moment où l'on dispose d'outils, vaccins ou médicaments. La compréhension des pathologies est un préalable absolument nécessaire mais sans effet en soi sur la santé. Pasteur comme Fleming ont eu besoin des industriels et d'une économie capable de produire. En retour, l'industrie n'est rien sans la sérendipité des chercheurs. La santé exige des méthodes scientifiques et d'évaluation, comme des technologies disponibles et industrialisables.

On remet parfois en cause l'analyse positive de l'allongement de la durée de l'existence, soulignant que cette augmentation de l'espérance de vie à la naissance était surtout liée au recul important de la mortalité infantile depuis le début du XXe siècle ; ce n'est que partiellement vrai. Certes, son taux est passé au niveau mondial de 45 % au début du XIXe siècle à 5 % aujourd'hui, et moins de 1 % dans les pays développés (inférieur à 5 pour 1 000 en France), ce qui est en soi une formidable nouvelle. Mais l'espérance de vie à 60 ans n'a jamais été aussi élevée. En France, elle augmente et atteint désormais 23 ans pour les hommes et 27 ans et demi pour les femmes. Depuis la fin des années 1990, c'est celle au-dessus de 65 ans qui permet l'amélioration des chiffres, surtout chez les femmes. Les adultes bénéficient aussi de la disparition de certaines maladies (peste, variole, poliomyélite…) ou de leur guérison dans la plupart des cas (maladies cardiaques, certains cancers ou l'hépatite C). L'histoire de la variole est stupéfiante. Cette maladie a tué pendant ses cent dernières années d'existence entre 300 et 500 millions de personnes, sans compter les individus défigurés à vie. Principale cause de mortalité au Royaume-Uni au milieu du XVIIIe siècle, elle s'est éteinte en 1980 grâce aux campagnes de vaccination à grande échelle. La polio a connu une évolution similaire bien que plus récente. L'annonce du vaccin contre cette pathologie en 1955 a été célébrée « comme une fête populaire, teintée de jubilation et de fierté[1] ». Le sida est devenu, quand il peut être traité avec une médecine sophistiquée, une maladie chronique. Les statistiques d'espérance de vie masquent en outre le fait que l'on soigne de mieux en mieux des pathologies pénibles voire invalidantes : les glaucomes, les ulcères, les troubles hormonaux… La syphilis, sans doute apportée en Europe par les marins de Christophe Colomb, tuait assez peu mais pourrissait la vie des très nombreuses personnes qui l'avaient contractée jusqu'au milieu du XXe siècle. La bactérie entraînait d'abord un chancre, puis des éruptions cutanées et enfin, après des années, des atteintes articulaires, cardio-vasculaires, nerveuses et même des troubles neurologiques. Bien des « célébrités » en ont

[1] Max Roser, « Our history is a battle against the microbes: we lost terribly before science, public health, and vaccines allowed us to protect ourselves », ourworldindata.org, juillet 2020.

souffert : François Ier, Charles Quint, Franz Schubert, Robert Schumann, Charles Baudelaire, Gustave Flaubert (qui se vantait de l'avoir contractée, car elle révélait une sexualité débordante), Léon Tolstoï, Vincent Van Gogh, Oscar Wilde… La syphilis est l'exemple le plus spectaculaire d'une maladie qui a hanté la vie des humains durant des siècles, avant d'être soignée tout simplement par la pénicilline. Ce succès en matière de santé a son revers : les gens ne se soucient plus de la maladie, de ses facteurs de risque, et elle réapparaît.

La mondialisation des épidémies

Dans leur grande opération de récupération idéologique, les interventionnistes, les nationalistes, les écologistes radicaux et autres pourfendeurs de la modernité ont cru voir dans la pandémie de Covid-19 le symptôme du capitalisme, du libéralisme, du sans-frontiérisme, du « technologisme ». En bref, toutes les organisations sociales qui leur déplaisent. Cependant, les épidémies existent depuis le néolithique, et celles du passé furent souvent certes plus lentes, mais plus mortelles que celles que nous traversons de nos jours. Elles ont sévi avant l'ère industrielle, avant le réchauffement climatique lié à l'activité humaine, et même avant le capitalisme. En réalité, le monde est frappé par les épidémies depuis que les hommes vivent en groupes et se déplacent. La paléogénomique, discipline qui utilise les analyses de traces d'ADN pour reconstituer l'histoire, considère que la première épidémie de peste a infecté l'humanité il y a environ 5 000 ans, en plein âge de pierre[1].

Dans son *Histoire de la médecine de l'Antiquité à nos jours*, Roger Dachez fait le point sur la pathocénose[2] médiévale[3]. La peste justinienne se déclara en 541 à Péluse avant de gagner Constantinople. Elle tua 300 000 personnes en deux ans. Elle revint par vagues jusqu'à la fin du VIIIe siècle. La peste noire apparut en 1320 en Extrême-Orient, avant de devenir endémique en Asie. Elle gagna l'Europe à l'été 1347 (soit 27 ans après le début de l'épidémie !) et Paris un an plus tard. Elle décima un tiers de la population européenne et les trois quarts dans certaines villes. La peste revint régulièrement. Elle fit entre 70 000 et 100 000 morts à Londres en 1665 et 1666, et emporta entre 30 000 et 40 000 personnes à Marseille de 1720 à 1722. La fermeture des frontières et la quarantaine étaient périodiquement ins-

---

[1] Ian Morse, « Ancient teeth show history of epidemics is much older than we thought », *The Washington Post*, 25 juillet 2020.

[2] La pathocénose, notion théorisée par Mirko Grmek, désigne l'état d'équilibre des maladies et leur interdépendance à un moment donné de l'histoire dans une société donnée. Aussi une ou des pathologies viennent-elles à certaines périodes le perturber. C'est très exactement ce que nous subissons avec la pandémie de Covid-19.

[3] Roger Dachez est l'auteur de l'une des meilleures histoires de la médecine, sur laquelle je me suis largement appuyé pour préparer ce livre. Il s'agit de l'*Histoire de la médecine de l'Antiquité à nos jours*, Tallandier, 2008.

taurées, notamment à Marseille et Venise. Bien avant la compréhension des mécanismes de transmission des virus, les humains avaient développé une intuition de l'idée de contagion. La lèpre frappa aussi par vagues, avant de disparaître assez mystérieusement au XVIe siècle. D'après le prix Nobel d'économie Angus Deaton, entre le XVIe et le XIXe siècle, l'espérance de vie à la naissance a fluctué, en fonction des épidémies de variole, de peste et de grippe, entre 25 et 40 ans[1].

Deux aspects sont nouveaux avec la pandémie de Covid-19. D'une part, elle se propage plus rapidement que celles du passé. Ce n'est pas la mondialisation qui explique cette singularité, mais ses modalités : nous nous déplaçons plus vite, donc le virus circule à une plus grande vitesse. D'autre part, nous accordons à la vie humaine plus de valeur que jamais. Nous sommes prêts à accepter un appauvrissement collectif pour protéger les individus. Ce choix philosophiquement remarquable est assumé quasiment partout sur la planète. C'est une preuve supplémentaire que la mondialisation s'accompagne d'une sorte de conscience universelle.

Si cette épidémie planétaire constitue une source, justifiée, de grandes inquiétudes, nos réponses sont également plus rapides. À travers le monde, la plupart des autorités échangent informations et parfois matériels, les laboratoires pharmaceutiques ainsi que les instituts

---

[1] Angus Deaton, *La Grande Évasion. Santé, richesse et origine des inégalités*, PUF, 2016.

publics et privés recherchent et trouvent traitements et vaccins. L'accélération des flux participe du problème comme de la solution. Il serait trop facile et imprécis de désigner la mondialisation contemporaine comme coupable de la pandémie de Covid-19.

Le rôle respectif de la médecine et de l'économie

En 1976, le docteur Thomas McKeown montra que le taux de mortalité avait chuté pour plusieurs maladies avant l'introduction de traitements efficaces[1]. Pour lui, l'amélioration de la santé de la population venait donc de l'alimentation et de l'enrichissement ; la santé étant la fille de la croissance économique. Angus Deaton évoque la « trappe nutritionnelle » d'où les ouvriers du XVIIIe siècle n'arrivaient pas à sortir : faibles physiquement, ils ne pouvaient pas travailler assez pour se nourrir suffisamment[2]. Cette relation qui va de l'économie vers la médecine est correcte, mais n'est pas univoque.

---

1 Thomas McKeown, *The Modern Rise of Population*, Arnold, 1976 ; *The Role of Medicine. Dream, Mirage, or Nemesis?*, Princeton University Press, 1980 ; *The Origins of Human Disease*, Wiley-Blackwell, 1988.

2 Le prix Nobel d'économie Robert Fogel défend aussi cette idée qui relativise (sans l'infirmer) le rôle de la médecine. Robert Fogel, *The Escape from Hunger and Premature Death, 1700-2100, Europe, America, and the Third World*, Cambridge University Press, 2004.

Pour Deaton, les progrès de l'espérance de vie ont été trop bien répartis géographiquement pour s'expliquer seulement par l'amélioration des conditions de vie. L'économiste met ainsi en avant le contrôle de la transmission des maladies grâce à l'hygiène, en introduisant le concept d'« alimentation nette », c'est-à-dire de nourriture ingérée moins les diarrhées et les pertes d'énergie dues aux fièvres. À l'inverse, l'augmentation à peine perceptible de l'espérance de vie au début du XIXe siècle serait liée aux migrations des campagnes vers des villes surchargées, dont les infrastructures ne pouvaient pas assurer l'évacuation des déchets et la salubrité de l'eau. La croissance ne produit pas, à elle seule, le miracle d'une meilleure santé, contrairement au raisonnement de McKeown. De 1850 à aujourd'hui, l'apport de la médecine et, après la Seconde Guerre mondiale, l'accès universel aux soins dans les pays dotés d'un État-providence ont permis un allongement de l'espérance de vie inimaginable pour les hommes du XIXe siècle. En Europe notamment, ce précipité composé des universités, des laboratoires pharmaceutiques, des personnels soignants, des assurances sociales et privées a, d'une façon extraordinaire, contribué au bien-être des citoyens.

Mao et le Grand Bond en arrière

En dehors des différentes guerres, il n'y a que deux périodes de l'histoire où l'espérance de vie à la naissance a connu un recul significatif. La première, que nous avons déjà évoquée, est le moment où l'humanité a adopté l'agriculture parce qu'elle a soumis son corps non adapté à un nouvel environnement. Les progrès de la médecine ont corrigé, grâce aux artifices de la science et de la technologie, cette « mal-évolution ». Heureusement, car les quelques milliers d'années seulement qui nous séparent de l'invention de l'agriculture n'ont pas été suffisants pour nous permettre de nous développer sur un mode adaptatif darwinien. Nos organismes ne font pas bon ménage avec nos modes de vie sédentaires et notre alimentation sucrée et grasse. Aujourd'hui, ceux qui ont les moyens de se nourrir suffisamment mangent souvent trop.

La seconde période de recul de l'espérance de vie, spectaculaire et temporellement ramassée, est celle du Grand Bond en avant de Mao Zedong, entre 1958 et 1960 (confirmation, si on en doutait, qu'il ne faut jamais croire aveuglément la rhétorique politique). Mao Zedong voulait conférer un caractère plus chinois que soviétique au communisme dans son pays, mais le mariage du nationalisme et du socialisme est la plus grande source de malheur que des hommes peuvent apporter à d'autres. Souhaitant trouver une voie différente du socialisme urbain de Staline, Mao décida, à l'occasion du deuxième plan quinquennal, d'abolir la propriété des terres, de regrouper arbitrairement les coopératives agricoles en communes autosuffisantes non seulement dans le domaine de l'agriculture, mais aussi dans certaines industries et administrations, de privilégier l'utilisation d'un seul type de grains sélectionné par son génial cerveau. Cette politique, socialiste et protectionniste à la fois (on dirait aujourd'hui localiste), devait selon lui générer d'énormes gains de productivité qui libéreraient du capital humain et physique à investir dans les infrastructures. Il arriva exactement ce qu'une analyse économique basique aurait prévu : pénuries de denrées agricoles, surproduction industrielle, dégradation de la qualité des biens et des infrastructures, démoralisation des travailleurs. Sans l'aide d'une guerre ou d'une catastrophe naturelle, le Grand Bond en avant parvint à tuer par la famine environ 35 millions de personnes. L'espérance de vie à la naissance passa entre 1958 et 1960 de 50 à 30 ans, et près d'un tiers des Chinois nés pendant le Grand Bond en avant n'y survécurent pas[1]. En l'absence d'une information mondialisée et avec l'aide d'intellectuels germanopratins prêts à fermer les yeux sur les pires horreurs à partir du moment où leur idéologie anticapitaliste pouvait être sauvée des eaux, Mao réussit à conserver des émules de par le monde. Plus lucide que les maoïstes français, le Parti communiste chinois le remplaça à la présidence de la République par Liu Shaoqi en 1959. Dirigeant du parti communiste, Mao récidiva en 1966 pour « purger » le parti de ses éléments réformistes

---

[1] Angus Deaton, *op. cit.*

avec la révolution culturelle qui fit plusieurs millions de morts. Cet épisode montre l'« efficacité » des politiques publiques, en bien comme, ici, en mal. Il rappelle aussi que le déclin, quand il est orchestré d'une main de fer, est plus rapide que le progrès.

Où en sommes-nous aujourd'hui ?

Dans l'ambiance collapsologique dans laquelle baigne le débat public, on a l'impression que tout, dans nos démocraties libérales, s'effondre. La santé fait l'objet d'une attention particulière : la nourriture que nous mangeons, l'air que nous respirons, les épidémies dont la mondialisation accélère la diffusion, la maîtrise budgétaire des dépenses de soins… Tout cela aboutirait à une dégradation de l'état sanitaire des populations, comme en témoignent la progression des cancers ou, évidemment, la pandémie de Covid-19. Que nous disent les chiffres ?

Les maladies du désespoir

Il est vrai que, dans de rares pays, l'espérance de vie stagne ou recule légèrement, pour des raisons qui plongent leurs racines dans les structures de production économiques. Ce ne sont pas les progrès de la médecine (ou leur absence) qui sont en cause, mais les infrastructures de certaines sociétés. Le problème nouveau et spécifique s'observe nettement aux États-Unis, où l'espérance de vie à la naissance a atteint un sommet en 2014 à près de 79 ans, avant de descendre à 78 ans et demi aujourd'hui, un niveau en outre modeste au regard du PIB par habitant élevé du pays. Le mouvement de hausse enclenché à la fin des années 1960 est donc interrompu, et même inversé, pour des raisons qu'Anne Case et son époux Angus Deaton ont soulignées dans un livre majeur pour comprendre la société américaine contemporaine : une progression de la consommation de drogue et d'alcool, et une augmentation des suicides, ce que les auteurs appellent les « morts du désespoir », ces maux se concentrant, pour des raisons économiques et sociales, chez la population blanche adulte[1]. Les statistiques ethniques, autorisées aux États-Unis, mettent au jour la dégradation de la situation sanitaire des Blancs. Case et Deaton montrent que la mortalité des Blancs âgés de 45 à 54 ans, qui avait beaucoup baissé au xxe siècle, a commencé à remonter au tournant du xxie siècle, alors que celle des Hispaniques et des Noirs a continué de baisser. Cette mortalité du désespoir, qui a triplé pour cette catégorie de la population entre 1990 et 2017, est particulièrement forte dans les États de Virginie, Kentucky, Arkansas et Mississippi. Ce sont les décès liés aux overdoses qui sont

[1] Anne Case et Angus Deaton, *Deaths of Despair and the Future of Capitalism*, Princeton University Press, 2020.

les plus nombreux, suivis des suicides et des pathologies causées par l'alcool. Les maladies du désespoir touchent davantage les personnes sans diplômes universitaires. On a noté une corrélation entre l'état de santé, le faible niveau d'études et le vote Trump.

L'écart d'espérance de vie à la naissance entre les Noirs et les Blancs s'est réduit dans le temps. De 15 ans en 1900, il est de 2 ans aujourd'hui, et même de 1 an si l'on considère l'espérance de vie à 65 ans. Mais ce « progrès relatif » de la situation des Noirs ne signifie pas que leur sort s'améliore. Les malades du désespoir que connaissent aujourd'hui les Blancs les ont frappés il y a plusieurs décennies. Il s'agit d'une réduction des inégalités par le bas, insatisfaisante pour toutes les catégories de la population, et qui nuance à peine le diagnostic que l'on peut porter sur l'injustice de la condition des Noirs aux États-Unis.

La prévalence géographique des maladies du désespoir se superpose correctement avec celle de la désindustrialisation. Les classes moyennes blanches les moins éduquées sont les premières à souffrir économiquement des mécanismes d'interréaction entre la mondialisation technologique et l'innovation. La globalisation, qui met en concurrence les grandes entreprises au niveau mondial, pousse à une révolution dans le numérique, la robotisation et l'intelligence artificielle. Elle accélère et intensifie la « destruction créatrice ». Pour les pays riches, les délocalisations et le progrès technique se sont traduits par une multiplication des emplois à forte valeur ajoutée (ingénieurs ou consultants), mais aussi des métiers de services faiblement rémunérés et qui ne peuvent être concurrencés de façon économiquement compétitive par la machine (les emplois dits « de petite main »). En revanche, de nombreux postes intermédiaires, ceux d'ouvriers plus ou moins qualifiés en particulier, disparaissent. Le changement dans l'infrastructure économique est si fort qu'il commence à avoir des effets négatifs sur la santé physiologique et psychiatrique de certaines catégories de la population.

Néanmoins, on ne remarque cette baisse de l'espérance de vie qu'aux États-Unis, preuve qu'il existe des facteurs sanitaires spécifiques à ce pays. En premier lieu, Case et Deaton soulignent la redoutable inefficacité du système de santé américain, pourtant le plus coûteux du monde (18 % du PIB contre 12 % pour la France). Les prix des médicaments et des dispositifs médicaux y sont bien plus élevés qu'en Europe, pour un rendement en termes de santé publique largement inférieur, puisque l'espérance de vie à la naissance y est plus basse de plusieurs années. Le système de santé américain se distingue en outre par son caractère fortement inégalitaire. Seuls les plus pauvres et les personnes âgées bénéficient d'une couverture assurantielle publique. Le coût élevé des soins est répercuté dans les cotisations d'assurances privées, souvent prises en charge par les entreprises. Cette organisation laisse plus de 25 millions de personnes sans couverture de santé, notamment celles qui sont sans emploi salarié. Les deux tiers des overdoses sont liés à la surconsommation d'opioïdes comme l'héroïne ou le fentanyl, auxquels l'accès est particulièrement aisé aux États-Unis. Ces drogues sont vendues avec le statut de médicaments antidouleur et disponibles légalement sur ordonnance, ou illégalement sur Internet. La prescription de ces opioïdes a été fortement élargie dans les années 1990, ce qui a entraîné une explosion de la consommation et une multiplication des personnes dépendantes. À tel point qu'en 2017, elle est devenue un sujet présidentiel pour Donald Trump, dont l'administration instaura alors un plan de prévention et d'accompagnement qui semble, à ce stade, encore sous-dimensionné.

De quoi meurt-on en Europe ?

Dans l'Union européenne, on n'observe pas de baisse de l'espérance de vie, mais une stabilisation depuis 2014 à 81 ans. La France connaît le même profil d'évolution, à très haut niveau (plus de 82 ans). Le bon score de notre pays tient surtout à ses excellentes performances dans la lutte contre la « mortalité évitable[1] ». Eurostat a montré que la France réussissait particulièrement bien dans ce domaine, notamment grâce à la qualité de l'alimentation et à un système d'urgences plus efficace que la perception qu'en a l'opinion publique. L'Europe n'est donc pas dans la situation des États-Unis, mais il n'en

[1] La « mortalité évitable » est celle qui survient avant 65 ans, de causes considérées comme évitables par la prévention et une bonne santé psychologique. On y trouve notamment les cancers liés au tabac et à l'alcool, le sida ou les suicides.

reste pas moins que les chiffres récents sont décevants par rapport à la tendance de long terme.

Pour comprendre cette inflexion, il faut analyser les causes de mortalité. Dans les pays développés, on décède en général, dans cet ordre, de cancers, de maladies cardio-vasculaires et de maladies infectieuses et respiratoires. Bonne nouvelle, ces trois causes de mortalité reculent. Le taux de mortalité lié à des maladies infectieuses et respiratoires est passé en un siècle de plus de 700 pour 100 000 à moins de 50 pour 100 000. Ce chiffre est bas, mais il sera malheureusement fortement révisé à la hausse dès que nous connaîtrons précisément le nombre de décès liés au Covid-19, la maladie infectieuse qui a le plus tué en 2020. Il pourrait être diminué si la couverture vaccinale s'étendait, notamment pour les pathologies pour lesquelles elle n'est pas suffisante pour empêcher les épidémies (par exemple, les infections invasives à méningocoque C, et surtout la rougeole, très contagieuse). Le taux de décès par maladies cardio-vasculaires a lui aussi beaucoup reflué, passant de 700 pour 100 000 il y a un peu moins d'un siècle à 100 pour 100 000 aujourd'hui. Les techniques médicales continuent de progresser, mais les principaux gains seraient à attendre du côté de la prévention, en particulier grâce à la lutte contre le tabagisme et à la promotion de l'activité physique. Restent les cancers. La mortalité (comme l'incidence) diminue, mais doucement. Cette lenteur est principalement due au vieillissement de la population. En France, l'âge médian des personnes traitées pour un cancer est de 68 ans chez les hommes et 65 ans chez les femmes. La tranche d'âge la plus touchée est celle des 70-75 ans. On estime que l'augmentation de la population et son vieillissement expliquent quasiment la moitié de l'évolution du nombre de cancers.

Des démographes ont montré que la disparition pure et simple des cancers allongerait l'espérance de vie à la naissance de seulement 3 ans. En effet, cette pathologie se manifeste souvent tard et dans un contexte de comorbidité. Si la médecine éliminait les maladies du cœur, le gain monterait à 15 ans, ce qui est plus spectaculaire. Si en revanche, on pouvait à la fois soigner toutes les maladies et arrêter le processus de vieillissement cellulaire, l'espérance de vie à la naissance approcherait des… 5 000 ans. Seul un accident pourrait nous faire mourir.

L'augmentation de l'espérance de vie passe aujourd'hui essentiellement par des innovations : innovations thérapeutiques, comme on le voit avec la médecine génique, et dans le domaine de la prévention, pour diminuer le tabagisme ou inciter à l'activité sportive. Allonger l'espérance de vie est onéreux, car l'innovation, au moins dans un premier temps, coûte cher. Il faut compter parfois des années ou des décennies, pour amortir la dépense. C'est ce problème économique qui nous oblige collectivement à rendre nos systèmes de soins plus efficaces, afin de renforcer leur productivité. Troisième enseignement : les analyses et les politiques publiques doivent se focaliser désormais non plus uniquement sur l'espérance de vie globale, mais aussi sur l'espérance de vie dite « en bonne santé », qui n'augmente plus aussi vite – il s'agit de mesurer notre capacité à allonger la vie « libre » et non pas seulement la durée de la maladie. Elle est plus difficile à déterminer, dans la mesure où, avec le temps, la perception de ladite « bonne santé » évolue. Ainsi, de nombreuses personnes ne se déclarent pas en bonne santé aujourd'hui alors que, atteintes des mêmes maux, elles se seraient prétendues bien portantes quelques décennies auparavant. Pour essayer de mesurer cet indicateur de la manière la plus objective possible, l'Union européenne utilise une « espérance de vie sans incapacité ». On ôte du calcul de l'espérance de vie les années marquées par des handicaps physiques ou mentaux, réversibles ou non. Autrement dit, on mesure le nombre d'années d'existence « sans être limité dans ses activités quotidiennes ». En France, entre 2004 et 2017, cet indicateur a peu évolué. Il est passé de 64,1 à 64,9 ans pour les femmes et a stagné aux alentours de 63 ans pour les hommes[1]. À l'inverse, dans certains pays, il progresse de manière spectaculaire[2]. Ainsi, pendant la même période de temps, il est passé en Espagne de 65 à 69,9 ans pour les femmes et de 64,7 à 69 ans pour les hommes, pays caractérisé par une alimentation saine et un système de santé performant. En Suède, il a bondi de 60,8 à 72 ans ! Ce pays, également doté d'un excellent système de santé, met un fort accent sur la prévention.

[1] Sources Insee.
[2] Sources Eurostat.

Chapitre 2

Homo ad libitum : l'homme immortel

La longévité correspond à la durée maximale de la vie humaine. Elle se distingue donc de l'espérance de vie qui est une moyenne. La longévité fait depuis très longtemps l'objet d'attention. La volonté de prolonger la vie n'est pas une préoccupation uniquement contemporaine, tel un avatar matérialiste et non religieux de la modernité.

La vieille quête de la longévité

La longévité tient une place spectaculaire dans la Bible, dans laquelle le premier homme, Adam, vit 930 ans, presque autant que Mathusalem, qui atteint 969 ans. Bien entendu, dans la réalité, personne n'a jamais approché ces âges. En effet, les progrès de la médecine ont eu moins d'influence sur la longévité que sur l'espérance de vie. Même si, en moyenne, les humains mouraient jeunes avant le XVIIIe siècle, certains d'entre eux, déjà, vivaient très longtemps. Il y a toujours eu des centenaires, dotés d'un bon patrimoine génétique et assez chanceux pour éviter les maladies et les accidents. Cette singularité avait intéressé Lucien de Samosate (vers 125-vers 192), un sophiste particulièrement vif qui plaida et enseigna la rhétorique en Grèce, en Italie, en Gaule ou en Égypte. Dans un texte au titre explicite, *Exemples de longévité*, il ne donnait pas de recettes précises pour vivre vieux, mais remarquait que « les hommes qui ont entretenu la vigueur de leur corps et de leur esprit par un exercice modéré sont parvenus à la vieillesse la plus reculée, en jouissant d'une parfaite santé ». Selon lui, Démocrite avait atteint l'âge de 104 ans, Xénophile plus de 105 et Thalès 100. Les registres de l'état civil, quand ils existaient, étaient moins rigoureux qu'aujourd'hui, mais croyons tout de même Lucien de Samosate en considérant ses chiffres comme des approximations.

La question de la longévité interroge l'humanité depuis ses commencements. C'est néanmoins à partir du XVIe siècle que l'on estime avoir soi-même une influence sur sa propre durée de vie. Il devient possible d'agir sur ce que les économistes du XXe siècle appelleront le « capital santé », comme élément du « capital humain »[1]. Après l'interminable période d'épidémie de peste, la vie gagne du terrain, ainsi qu'en témoigne la forte augmentation de la démographie. On s'interroge alors sur les pays où l'on trouve le plus de vieillards et sur le mode de vie le plus favorable à la longévité. On pleure les morts pré-

[1] Le capital humain inclut l'ensemble des caractéristiques propres à chacun (niveau d'éducation, savoirs implicites, comportements, santé...) qui sont utilisables et valorisables par les individus, notamment dans leur évolution professionnelle.

coces. On se désole même des ravages du temps, comme Joachim du Bellay, cité par Georges Vigarello dans son indispensable ouvrage sur l'histoire de la santé[1] : « Las, et nous cependant nous consumons notre âge / Sur le bord inconnu d'un étrange rivage, / Où le malheur nous fait ces tristes vers chanter. »

Dans la première partie du XVIe siècle, Thomas More, connu pour son *Utopie*, souligne le plaisir qu'il y a à se sentir en pleine santé dans l'une de ses prières : « Donne-moi une bonne digestion, Seigneur, et aussi quelque chose à digérer. Donne-moi la santé du corps avec le sens de la garder au mieux… » Dans la seconde partie du siècle se diffuse l'idée de prévention. On peut non seulement survivre, mais peut-être même vivre bien, voire longtemps. Le livre publié en 1558 par le Vénitien issu d'une famille noble Luigi Cornaro connaît un succès inédit. Son *Discours sur la vie sobre* sera jusqu'à nos jours réimprimé, réédité, traduit, à l'instar de ses autres essais (il écrivit le dernier à l'âge de 95 ans). Outre cet ouvrage, Luigi Cornaro rédigea trois opuscules dans le même esprit : *Conseils aux personnes en santé sur les avantages de la vie sobre*, *Exhortation amicale à la sobriété* et *Lettre au seigneur Barbaro, patriarche d'Aquilée, sur les bienfaits de la sobriété dans la vieillesse*. Cornaro mourut à 99 ans (et peut-être encore plus âgé selon les sources) et écrivit ses conseils de vie dans sa neuvième décennie. Il se présentait comme un jeune homme fragile à la santé minée

---

[1] Georges Vigarello, *Histoire des pratiques de santé, le sain et le malsain depuis le Moyen Âge*, Le Seuil, 1999.

par les excès, surtout la bonne chère. À partir de la quarantaine, il eut l'intuition qu'il devait épouser un mode de vie sobre, en diminuant considérablement sa consommation de nourriture et de vin. Sa santé s'améliora de façon spectaculaire. Non seulement il ne fut quasiment plus jamais malade, mais il se sentit dès lors en grande forme, y compris lorsqu'il approcha les 100 ans. Les recommandations de Cornaro n'étaient pas strictement nutritionnelles. Il conseillait aussi d'éviter le froid comme la chaleur extrême, la fatigue et les excès en tous genres. Il aimait la compagnie des lettrés, les musées et les voyages.

Le plus frappant et émouvant dans ce livre, c'est que le fond comme la forme sont très proches des ouvrages que publient les éditeurs aujourd'hui et qui nous enjoignent d'être responsables de nous-mêmes en adoptant les bons comportements et la psychologie adéquate (évidemment positive), afin d'éloigner la maladie et la vieillesse, dans une prose accessible au plus grand nombre : « Nécessité de changer de régime pour le manger et le boire, d'où dépendent la santé et la durée de la vie, et comme la première moitié de la vie a été toute sensuelle et désordonnée, la seconde moitié doit être soumise à la raison et à la règle, parce que sans règle, rien ne se peut conserver, et la vie de l'homme moins que toute autre chose. »

Cornaro, enthousiasmé par sa découverte, n'échappe pas à un rigorisme bienveillant : « Une fois décidé à obéir aux lois de la tempérance et de la raison, je me conformai avec la plus scrupuleuse exactitude à une règle dont l'exécution me paraissait obligatoire pour tous les hommes. »

Il raconte que la seule fois où il frôla la mort, ce fut suite à un accident de voiture à cheval, après lequel les médecins préconisèrent qu'il mange davantage pour reprendre des forces.

Le livre de Cornaro et son succès illustrent un changement sociétal profond : émerge alors une politique de prévention individuelle mêlant alimentation, style de vie et psychologie. Cinq siècles plus tard, Frédéric Saldmann ne dit pas autre chose[1].

La quête d'immortalité

Le fantasme d'immortalité est souvent présenté comme un avatar d'une modernité technicienne et solutionniste[2] qui considère le corps comme une machine. Il est vrai

---

[1] Les livres du docteur Frédéric Saldmann se vendent à des centaines de milliers d'exemplaires. Leurs titres, évocateurs, rappellent ceux de Cornaro : *On n'est jamais mieux soigné que par soi-même*, *Le meilleur médicament, c'est vous !*, *Prenez votre santé en main !*...

[2] Le solutionnisme est un matérialisme radical. Selon cette doctrine, le corps étant constitué de matière, il n'est pas fondamentalement différent d'une table, simplement plus complexe. Ainsi, les progrès de la science et de la technologie vont permettre de régler, peu à peu, tous les dysfonctionnements du corps humain avec, à terme, la fin des maladies et du vieillissement.

que l'idéologie transhumaniste[1] intègre une logique biologiquement solutionniste. Pour beaucoup d'entrepreneurs californiens ou chinois qui œuvrent dans le domaine de la santé (les *health tech*), le corps est une machine infiniment complexe, certes, mais une machine tout de même. Autrement dit, il n'y a pas, selon eux, de différence de nature entre une voiture et un organisme vivant. On doit pouvoir réparer un corps humain et changer des pièces comme pour n'importe quel objet. Voilà le dessein des transhumanistes : prolonger la durée de vie et améliorer sa qualité par les progrès de la science et de la technologie.

Les philosophes du XVIIe siècle pensaient souvent de la même manière, déjà. Descartes (puis La Mettrie dans *L'Homme-machine*) considérait le corps comme une machine, ainsi qu'il l'écrivait dans son *Discours de la méthode* en 1637 : « Car [...] il est possible de parvenir à des connaissances qui soient fort utiles à la vie ; et qu'au lieu de cette philosophie spéculative qu'on enseigne dans les écoles, on en peut trouver une pratique, par laquelle, connaissant la force et les actions du feu, de l'eau, de l'air, des astres, des cieux, et de tous les autres corps qui nous environnent, aussi distinctement que nous connaissons les divers métiers de nos artisans, nous les pourrions employer en même façon à tous les usages auxquels ils

[1] Le transhumanisme est le courant de pensée selon lequel la convergence du numérique, de l'intelligence artificielle, des nanotechnologies et des biotechnologies peut non seulement « réparer » le corps humain, mais aussi augmenter ses capacités physiques. Les transhumanistes radicaux anticipent la fin des maladies, voire l'immortalité.

sont propres, et ainsi nous rendre comme maîtres et possesseurs de la nature. Ce qui n'est pas seulement à désirer pour l'invention d'une infinité d'artifices, qui feraient qu'on jouirait sans aucune peine des fruits de la terre et de toutes les commodités qui s'y trouvent, mais principalement aussi pour la conservation de la santé, laquelle est sans doute le premier bien et le fondement de tous les autres biens de cette vie. »

Selon Descartes, la santé devait être le principal but de la science. À sa mort, on pouvait lire dans la *Gazette d'Anvers* : « Il est mort en Suède un fol qui disait qu'il pourrait vivre aussi longtemps qu'il voudrait. »

Le fantasme de l'immortalité peut sembler à la fois enthousiasmant ou enfantin. Il est faux, en revanche, de le considérer comme la simple réactualisation « technologiste » du cartésianisme. Le philosophe Stephen Cave explique dans un livre magistral que la quête d'immortalité a toujours existé et façonné de nombreuses civilisations dans lesquelles moult dieux ou héros possèdent ce pouvoir[1]. L'immortalité est présente en filigrane dans la Bible, qui nous propose la plus formidable façon d'échapper à la mort : en communiant sur terre dans « l'amour en Dieu », nous retrouverons au ciel les êtres aimés. C'est à partir de cette idée que s'est construit l'Occident chrétien puis républicain. Ah, si seulement je pouvais croire à une si merveilleuse promesse qui,

---

[1] Stephen Cave, *Immortality. The Quest to Live Forever and How it Drives Civilisation*, Biteback Publishing, 2012.

comme le dit plaisamment Luc Ferry, est forcément trop belle pour être vraie.

La quête d'immortalité se retrouve à la source d'autres civilisations. Ainsi, au IIIe siècle avant J.-C., Qin Shi Huang unifia par la violence les sept royaumes qui allaient constituer la Chine, empire auquel il laissa son nom. Despotique et cruel, coutumier des autodafés de livres et des exécutions d'intellectuels, il fit édifier la Grande Muraille. On a découvert en 1974 que Qin s'était fait ensevelir avec une armée de 8 000 soldats en terre cuite destinés à le protéger dans l'au-delà. L'empereur tyrannique était terrorisé par la mort. Des textes ont prouvé qu'il avait ordonné à son administration de lui trouver dans ce vaste pays un élixir d'immortalité. Les autorités locales furent mises en branle sans succès. Qin mourut à 49 ans.

Les récits de l'immortalité

Stephen Cave montre que la quête d'immortalité s'est incarnée au cours de l'histoire dans trois grands récits. Premièrement, le texte religieux, dans lequel l'âme est immortelle et où, éventuellement, le corps peut ressusciter. Toutes les grandes religions « modernes » proposent une eschatologie consolatrice. Selon le catholicisme, la vie éternelle est promise à ceux qui ont fait le bien sur terre. Pour les hindous, les humains se réincarnent en végétaux et en animaux puis, au bout d'un temps très long, à nouveau en humains. Selon le Coran, l'existence sur terre est un « divertissement », alors que « la plénitude de la vie est dans l'au-delà ». La transmission constitue le deuxième type de grand récit. Il est possible que nous enfantions *aussi* pour prolonger la vie, et même une partie de « notre vie »[1]. Évidemment, nous reproduire ne nous empêchera pas de mourir. Mais nous transmettons une part de nos gènes, c'est-à-dire de nos caractéristiques, intellectuelles ou strictement physiques. On peut comprendre que, le dernier souffle arrivé, savoir qu'on laisse derrière soi une descendance apporte un soulagement. Il subsistera quelque chose de nous, bien que ce ne soit pas ce « nous » à proprement parler. Le troisième récit est celui de la médecine. Les technologies liées au soin et les comportements préventifs nous promettent de lutter contre les maladies et le vieillissement. Si nous n'atteignons pas l'immortalité, car un accident peut toujours survenir, ils pourraient nous permettre de vivre tout de même quelques milliers d'années. Ce serait suffisamment long pour envisager une profonde lassitude et une volonté d'en finir.

Dans nos sociétés, la religion, la transmission et la médecine sont des structures présentes sur la longue durée. Aussi, considérer que l'épidémie de Covid-19 a

---

[1] C'est même la ruse ultime de la « volonté » selon Schopenhauer : nous faire croire à l'amour, nous donner envie d'enfanter, pour perpétuer l'espèce, sans raison ni but.

révélé une obsession contemporaine pour la survie « quoi qu'il en coûte » relève d'une erreur de perspective historique. Cela a toujours été le cas. Les hommes ne se sont jamais satisfaits de mourir. Notre avantage au sein du système de la sélection naturelle tient même à notre conscience de la mort et à notre volonté de l'éviter. Nous connaissons l'échéance fatale, ses causes possibles, comme les maladies ou les accidents, et nous mettons au point des actions pour nous les épargner. De cet état de conscience découle ce que Cave appelle le « paradoxe de la mortalité ».

Selon le philosophe, ce paradoxe explique notre attirance pour l'idée d'immortalité. Il s'énonce ainsi : tous les humains savent qu'ils vont mourir, mais imaginer leur propre mort leur est impossible. Personne ne peut se penser mort, puisque penser exige d'être vivant. L'espèce humaine attend sa fin et y songe depuis son commencement, mais cette réflexion est une impasse, puisque la mort est et restera pour nous une totale inconnue. La non-existence n'est pas pensable par un être qui existe. La mort est pour l'esprit humain à la fois *inévitable* et *impossible*. Nous sommes condamnés à glisser sur ce sujet et à dériver vers des annexes comme la survie et l'immortalité. La religion, la transmission et la médecine permettent à notre cerveau de s'extraire de ce paradoxe, d'allonger la vie, de croire même qu'on peut la prolonger indéfiniment. Ou, pourquoi pas, ressusciter les morts. Des scientifiques très sérieux se sont, depuis longtemps, intéressés à cette possibilité : c'était hier le galvanisme, c'est aujourd'hui la cryogénie.

L'illusion du galvanisme

Sans doute vous souvenez-vous du *Frankenstein* de Mary Shelley. Le docteur veut donner vie à sa bête grâce à l'électricité. L'une des principales sources d'inspiration de Mary Shelley, Erasmus Darwin (grand-père de Charles), s'enthousiasmait pour les travaux de Luigi Galvani concernant l'effet de l'électricité sur les animaux disséqués. Médecin de métier, mais aussi naturaliste, passionné par les plantes et les espèces, Erasmus Darwin, né en 1731, occupe une place importante dans l'histoire des idées et de la révolution industrielle. Intellectuellement, il a devancé l'évolutionnisme de son petit-fils Charles dans une œuvre poétique indigeste, mais qui contient une thèse géniale et avant-gardiste pour la fin du XVIIIe siècle : les espèces évoluent et ne sont donc pas immuables. Cette intuition n'est pas formalisée comme chez Charles. Erasmus la présente comme un fait et pose les fondations d'une réflexion qui va bouleverser le regard sur le vivant. Les animaux, les humains et même l'univers n'ont pas été créés par Dieu, mais s'expliquent par des déterminismes physiques.

Erasmus écrit des livres sur la nature, des poèmes, et il fréquente des inventeurs et des entrepreneurs afin d'embrasser une vision globale de la révolution industrielle. Il participe à un club qui deviendra légendaire. La Lunar Society (« le club de la lune »), fondée en 1765, perdure jusqu'en 1813 et regroupe entrepreneurs et penseurs, dont Benjamin Franklin, Thomas Jefferson, Antoine

Lavoisier et Adam Smith. Non seulement ce dernier, économiste et philosophe déjà très connu à cette époque, est ami avec le grand-père Darwin, mais aura également une influence sur Charles, le petit-fils. La « main invisible » d'Adam Smith peut ainsi s'interpréter comme une préfiguration de la théorie de l'évolution : de minuscules changements opérés par des individus (conscients et volontaires chez Smith, inconscients chez Darwin) aboutissent à des conséquences globales. Le club de la lune tente de comprendre la révolution industrielle en embrassant une vision systémique. Sans être partisans, ses participants sont favorables à la liberté individuelle, à la démocratie et au parlementarisme. Dans ce cadre, ils discutent, fascinés, du galvanisme. Ce mouvement de pensée impressionne particulièrement le poète Shelley et sa femme Mary, qui prennent connaissance des idées d'Erasmus[1].

Les sociétés savantes, officielles ou informelles, se sont toujours passionnées pour la santé qui permet de prolonger la vie. Leurs membres s'y intéressent pour le bien commun, mais aussi pour eux-mêmes, car les hommes qui ont un destin veulent le mener à bien le plus longtemps possible. Ce fut ainsi le cas d'Erasmus

[1] La préface de *Frankenstein* commence avec ces mots : « Le fait sur lequel est fondé ce récit imaginaire a été considéré par le docteur Darwin et par quelques auteurs physiologistes allemands comme n'appartenant nullement au domaine de l'impossible. Je ne voudrais pas que l'on me suspecte le moins du monde d'accorder à une telle hypothèse une adhésion sans restriction ; néanmoins, en échafaudant ma narration sur ce point de départ, je considère ne pas avoir créé un enchaînement de faits terrifiants relevant foncièrement du surnaturel. »

Darwin. Malheureusement, le galvanisme qui a tant captivé le scientifique britannique n'a pas réussi à ranimer les morts. Néanmoins, les recherches d'une « solution » à notre finitude n'ont jamais cessé et suscitent encore des espoirs.

L'espoir cryogénique

Les Égyptiens embaumaient les corps pour être certains qu'en cas de résurrection, ils seraient toujours en bon état. On dénombre aujourd'hui plusieurs centaines de personnes cryogénisées dans le monde. Peut-être avez-vous, comme moi, un souvenir cinématographique – haut en couleur – de cryogénisation ? Dans *Hibernatus* d'Édouard Molinaro avec Louis de Funès (sorti sur les écrans en 1969), le héros, retrouvé vivant soixante-cinq ans après un naufrage lors d'une expédition au Groenland, se réveille parfaitement conservé. Actuellement, dans le monde, trois organisations (toutes à but non lucratif) proposent des services de cryogénisation. Deux sont américaines, Cryonics Institute et Alcor, la troisième est russe, KrioRus[1]. J'ai axé mes recherches sur le Cryonics Institute, avec lequel j'ai pris contact pour obtenir des détails. Cette entreprise a été fondée par le « père » de la cryogénisation, Robert Ettinger,

[1] La Chine procède aussi à des cryogénisations mais à toute petite échelle, et dans un cadre scientifique et non commercial.

qui a publié en 1962 *The Prospect of Immortality*[1]. Dans cet ouvrage, il se fait déjà l'ardent défenseur de cette technique de « conservation », qui permet selon lui d'établir une jonction entre la vie dans un monde de mortels et celle dans un univers à venir, où les technologies médicales pourront réparer la totalité des défauts du corps, y compris les maladies. Dans la veine du transhumanisme, Ettinger envisageait le corps humain en matérialiste et solutionniste radical. Peu avant sa disparition (ou plus exactement sa cryogénisation) en 2011 à l'âge de 92 ans, il soulignait avec justesse que la lutte contre les pathologies cardiaques avait réalisé des progrès extraordinaires, et que des accidents vasculaires communément mortels quelques décennies auparavant se soignaient désormais en quelques heures de soins à l'hôpital. Le sang remplacé par un antigel, Ettinger « repose » aujourd'hui dans une cuve verticale remplie d'azote liquide à – 196 degrés aux côtés de son épouse.

Il existe un droit et une économie de la cryogénisation. Le procédé est autorisé pour les défunts aux États-Unis ou, rarement, pour des personnes en phase terminale dont le décès à courte échéance semble inévitable. Les chances de réussite sont d'autant plus grandes que le corps est en bon état. Idéalement, il faudrait pouvoir cryogéniser un être encore vivant. « Heureusement », la mort légale peut précéder la mort biologique de quelques minutes. C'est ce décalage qui permet de cryogéniser une personne juste avant son décès biologique dans le

[1] Robert Ettinger, *L'homme est-il immortel ?*, Denoël, 1964.

respect de la loi ; mais l'équipe médicale doit être réactive et il vaut mieux rendre son dernier souffle non loin des cuves d'azote.

Au Cryonics Institute, la cryogénisation coûte 28 000 dollars. Alcor propose, pour se différencier, une offre *low cost* pour une simple congélation de la tête. L'idée sous-jacente est que le cerveau commande le corps. Une fois cet « ordinateur central » ranimé, il sera sans doute possible, selon l'équipe d'Alcor, de le greffer sur un corps artificiel fabriqué pour l'occasion. On économise des coûts tout de suite, mais au prix d'un investissement qu'on imagine onéreux au réveil, et d'incertitudes technologiques encore plus grandes que celles, déjà énormes, relatives à la cryogénisation intégrale. Autant dire que mener à bien une cryogénisation du cerveau me semble bien moins probable que de gagner le gros lot à l'EuroMillions.

Le Cryonics Institute me confirme que la réussite reste hypothétique ; les contrats de cryogénisation ne comportent d'ailleurs aucune garantie de retour à la vie. Il existe deux inconnues majeures quant à la viabilité de cette technique. Au moment du réveil, il faudra être capable de soigner la maladie qui a causé la mort, d'une part, et de « ressusciter le patient », d'autre part (c'est l'expression exacte employée par le Cryonics Institute). Le produit de ces probabilités tend vers zéro. Mais il y a encore des questions : qu'advient-il en cas de tremblement de terre, d'attentat terroriste, de faillite de l'entreprise ou tout simplement de panne de courant ? On m'a rassuré sur ce dernier point. Les corps étant disposés dans les cuves la tête en bas, la gravité ferait tomber l'azote liquide, qui préserverait le cerveau le temps que l'électricité soit rétablie. Décidé par un comité propre aux entreprises de cryogénisation, le processus menant au choix du moment du réveil me semble particulièrement flou et stressant. Je dois donc m'en remettre à l'avis d'un *board* américain. Je comprends néanmoins que les derniers cryogénisés seront les premiers réveillés dans la mesure où, les techniques de mise en cuve étant sans cesse en progrès, ils auraient le plus de chances d'être réanimés en bon état. Le Cryonics Institute propose aussi de cryogéniser un animal de compagnie, pour 7 500 dollars. La bête aimée sera disposée au sommet de la cuve, au-dessus de l'humain.

Après cette enquête, et malgré mon penchant technophile, j'avoue ne pas avoir été du tout tenté par l'« aventure ». J'estime la probabilité d'un bon déroulement de la procédure à quasiment zéro. Dans le meilleur des cas, je m'imagine réveillé en 2150 dans un monde qui me sera étranger, sans amis, dans une famille qui me considérera comme une charge, sans capacité à trouver un travail, avec un cerveau qui pourrait avoir perdu sa mémoire et un corps qui dysfonctionne. Franchement, je préfère mourir tranquille.

Pourquoi cherchons-nous l'immortalité ?

Nous ne sommes pas obligés d'adhérer aux promesses des religions (à titre personnel, je n'y crois pas). Transmettre des gènes n'est pas survivre. Et, malgré les fantastiques progrès de la médecine, nous allons mourir. De plus en plus tard, en souffrant de moins en moins, mais nous allons mourir. Inéluctablement.

Seule l'acceptation de la mort est sage. Pendant le premier confinement instauré lors de la pandémie de Covid-19, le philosophe André Comte-Sponville a souvent cité ce passage de Montaigne issu des *Essais* : « Le but de notre carrière, c'est la mort, c'est l'objet nécessaire de notre visée : si elle nous effraie, comment est-il possible d'aller un pas en avant sans fièvre ? Le remède du vulgaire, c'est de n'y penser pas. [...] Ils vont, ils viennent, ils trottent, ils dansent, de mort, nulles nouvelles. Tout cela est beau. Mais aussi, quand elle arrive, ou à eux ou à leurs femmes, enfants et amis, les surprenant soudain et à découvert, quels tourments, quels cris, quelle rage et quel désespoir les accable ? Vîtes-vous jamais rien si rabaissé, si changé, si confus ? » Et cet autre passage, très connu : « Je veux qu'on agisse, et qu'on allonge les offices de la vie tant qu'on peut, et que la mort me trouve plantant mes choux, mais nonchalant d'elle, et encore plus de mon jardin imparfait. » Mieux vaut s'habituer gentiment à l'idée de la mort et cultiver des vertus qui permettent d'y penser « juste ce qu'il faut » et comme il le faut.

Pour Cave, ces vertus, dérivées des sagesses anciennes comme modernes, sont l'attention aux autres, la connexion au présent et la gratitude envers la finitude de la vie. Une crainte démesurée de la mort peut provenir d'un souci excessif de soi. Or, comme le soulignait le philosophe Clément Rosset, être obsédé par sa propre personne n'est ni possible, ni intéressant. Il est clair que la préoccupation exagérée de soi, avatar de l'individualisme contemporain, conduit à une angoisse pathologique de la maladie, de la vieillesse, de la mort. Un sentiment de malaise m'envahit quand je vois certains de mes amis dépenser beaucoup d'argent pour aller passer une semaine dans une « clinique du bien-être ». Ces hôtels médicalisés qui fleurissent dans le monde vous proposent un bilan de santé, une nourriture et un programme de sport adaptés, des massages, des inhalations d'oxygène, un lavage du côlon... Je ne peux pas m'empêcher de penser que vouloir reculer ainsi l'inexorable mort est puéril, alors que ces sommes seraient plus utiles dépensées ailleurs. Disons-le : j'y vois une forme d'égoïsme. Construire une vie tournée vers l'aide apportée aux autres constitue un dérivatif partiel, mais solide et bénéfique, éventuellement à soi, en tout cas à la collectivité. Ensuite, de nombreuses sagesses, d'Épicure au bouddhisme, nous enjoignent de nous connecter au présent. Cela peut prendre la forme d'une méditation ou d'un travail comme l'écriture d'un livre, qui mobilise toute l'attention et nous fait participer, même modestement, à la grande marche du monde. Enfin, la sagesse a sans doute quelque chose à voir avec la gratitude. C'est une chance d'être vivant, et la vie n'a de valeur que parce qu'elle ne dure pas. D'où l'idée effrayante ou réconfortante selon laquelle ni la perspective de la mort, ni celle de l'immortalité ne sont satisfaisantes. Nos existences peuvent être riches, stimulantes, surprenantes parce qu'elles sont limitées dans le temps. C'est difficile à admettre. Il y a de la sagesse à accepter que c'est pourtant vrai.

Chapitre 3

Deus sanitas : Dieu médecin

Les prémices des pratiques de santé, il y a des centaines de milliers d'années, quand l'homme n'avait pas accumulé de savoir, furent laborieuses, mais la volonté de vaincre la maladie comme la mort existait déjà. Heureusement, les dieux étaient là aussi et, pour en faire des médecins, l'imagination a suffi.

Deus sanitas

Et si les hommes avaient inventé les dieux pour les soigner ? C'est blasphémer qu'écrire ainsi. Pour les croyants, Dieu existe sans raison particulière. Ils « ont la foi ». Sa réalité s'impose à eux, ils n'ont pas besoin d'arguments rationnels. Pour certains, néanmoins, il y a des preuves de celle-ci[1]. Comment expliquer la création d'un monde qui n'a pu s'engendrer lui-même ? Seul Dieu peut en

[1] Luc Ferry, *Dictionnaire amoureux de la philosophie*, Plon, 2018.

être la cause première. Dieu est aussi nécessaire pour en expliquer la cohérence et la beauté. Les splendeurs de la nature et même les plus grandes œuvres artistiques ne sauraient être tout à fait humaines. Elles nous transcendent, au sens où elles nous sont extérieures, et sont donc d'origine divine. Enfin, un argument ontologique est censé prouver l'existence de Dieu, qui se présente d'ailleurs comme un syllogisme : Dieu est un être parfait, éternel et infini (il « englobe » le monde) ; ses qualités font qu'il ne peut pas ne pas exister. Cependant, ces trois grilles de lecture sont parfaitement réfutables. Car on ne peut pas déduire d'un concept la réalité d'un être, fût-il Dieu. L'harmonie du monde est le résultat de la sélection naturelle expliquée par Darwin. Si certaines de ses beautés nous émeuvent, elles sont le fruit du hasard. L'énigme de sa création relève autant de la physique que de la religion. D'ailleurs, comme le rappelle Ferry avec humour, si Dieu était nécessaire et explicable, nul n'aurait besoin de la foi. Un peu d'intelligence suffirait.

A contrario, les plus grands esprits se sont interrogés sur ce besoin proprement humain de créer des dieux. Marx voyait dans la religion un « opium du peuple », censé détourner les individus de la prise de conscience de leurs tristes conditions matérielles. Il s'agissait pour lui d'une invention bourgeoise destinée à faire croire aux prolétaires que leur malheur était d'essence divine et non terrestre, lié à l'exploitation capitaliste. Plus subtil, Nietzsche considérait la religion comme un arrière-monde créé par des nihilistes qui n'aiment pas le réel. On croit en Dieu pour dévaloriser un monde qu'on est incapable d'apprécier comme il se découvre à nous. La sagesse consiste pourtant à aimer ce qui est, et non pas ces dieux inventés de toutes pièces. Un siècle après Nietzsche, la modernité technicienne a apporté son explication sous la plume, notamment, de Pascal Boyer[1]. À la lumière des derniers développements de la recherche en neurologie et psychologie, l'anthropologue s'interroge sur la résistance de la religion sur la longue durée (au sens braudélien). Beaucoup d'entre nous ont encore la foi. Pourquoi des individus intelligents, ayant bâti des sociétés d'une complexité inouïe, croient-ils encore à l'existence d'êtres abstraits et disposant de pouvoirs surnaturels ? Pour Boyer, la religion découle du fonctionnement cognitif de notre cerveau. Par exemple, quand l'un de nos proches meurt, il est difficile d'accepter sa non-existence brutale. Quiconque a vécu le deuil d'un être cher comprend cela. La mort met du temps à s'imposer. Elle est trop irréelle, « méchante », pour que le cerveau puisse l'admettre comme un fait certain et définitif. Il aura alors tendance à construire, au début de la période de deuil, une transition pendant laquelle nous nous laissons la possibilité de penser que l'être aimé « s'absente », « monte au ciel ». L'espoir d'un amour réciproque après la mort, médiatisé par un Dieu qui est lui-même amour, permet de mieux supporter le drame. Tel est d'ailleurs le rôle des cérémonies mortuaires religieuses. Selon Boyer, ce ne sont pas les croyances qui expliquent les rituels, mais les rituels qui justifient les croyances. Les dieux

---

[1] Pascal Boyer, *Et l'homme créa les dieux. Comment expliquer la religion*, Gallimard, Folio, 2003.

ressemblent à des humains sans en être vraiment. Ils ont des pouvoirs surnaturels et interviennent dans le monde des mortels pour les tourmenter ou les aider. La thèse que je souhaite défendre ici peut se résumer ainsi : cette aide divine est souvent médicale. *Homo sanitas* est l'inventeur de *Deus sanitas* : le Dieu médecin.

Le chamanisme médical

Quand l'homme a-t-il créé les premiers dieux ? Impossible de répondre à cette question par l'observation directe, il est nécessaire d'emprunter des chemins détournés. Les paléoanthropologues supposent que le sacré naît au moment où le cerveau humain a été doté de la capacité à se représenter des symboles et donc, contrairement à ce qu'on a longtemps cru, bien avant l'invention de l'agriculture. Les premières sépultures apparaissent il y a 100 000 ans. On peut s'interroger sur le lien entre les dieux de la préhistoire et la médecine.

La maîtrise du feu a eu des conséquences très importantes pour la santé humaine. D'abord, la cuisson des aliments a fortifié le corps en éliminant les parasites, en facilitant la digestion et en augmentant l'apport énergétique. Ensuite, le brûlis des forêts a amélioré la disponibilité de la flore comestible. Enfin, le feu a étendu le choix et la préparation des plantes médicinales. Cela dit, les remèdes proposés laissaient la majorité des souffrances non soulagée. C'est donc quand la « médecine traditionnelle » s'avérait inefficace (très souvent), et face à la détresse des malades en échec thérapeutique, que les hommes faisaient appel au chamane, qui proposait alors le traitement de la dernière chance.

Le rôle des chamanes est d'expliquer l'incompris, d'empêcher les drames, de soigner les malheurs de la vie. L'histoire du chamanisme a été mise en lumière grâce à des recherches récentes. On sait qu'il est universel : il n'est pas circonscrit à l'intérieur de frontières géographiques précises. L'étude des peintures rupestres semble indiquer que les hommes préhistoriques avaient souvent recours à eux. Contrairement aux idées reçues, nos ancêtres n'habitaient pas les grottes, mais s'y rendaient pour rencontrer les esprits et communiquer avec eux. Les animaux peints sur les murs représenteraient des illustrations de transes chamaniques[1]. Les hommes préhistoriques possédaient et entretenaient une vision animiste du monde. La maladie était provoquée par des esprits ennemis malfaisants. Le chamane faisait le lien entre monde terrestre et monde mythologique. Il devait comprendre les responsabilités respectives des esprits et du malade en essayant notamment d'interpréter quel tabou celui-ci avait brisé pour recevoir telle ou telle punition. Le diagnostic était rendu possible par la transe, elle-même favorisée par la prise de substances hallu-

[1] Jean Clottes et David Lewis-Williams, *Les Chamanes de la préhistoire*, Points, 2015.

cinogènes. Venait ensuite le temps du remède : prière, exorcisme, désenvoûtement, voire sacrifice. Parfois, il s'agissait d'actes médicaux et de pratiques de soins : massages, saignées, trépanations[1]. Il fallait purifier les corps malades, ce qui nécessitait le traitement des âmes. Sans doute des effets psychosomatiques positifs ont-ils pu accroître le prestige des chamanes. La prévention passait par le respect des tabous, l'inscription de tatouages sur la peau, le port d'amulettes, la vénération de fétiches. Le chamanisme préhistorique s'assimile à une religion première. L'une de ses attributions était d'identifier un mal et d'en tirer des remèdes plus ou moins terrestres. L'homme a rapproché la religion et la médecine, et les liens entre ces deux univers n'ont cessé de se resserrer jusqu'aux philosophes grecs et, en particulier, à la secte pythagoricienne.

Babylone et les dieux d'appoint

Dans un mouvement logique, la médecine s'est modernisée avec la civilisation. Le soin est humain : il progresse avec les savoirs, les techniques et la culture. La civilisation mésopotamienne fut celle des guerres, de l'écriture, des mythes et des démons. La médecine se transmettait grâce aux tablettes cunéiformes, la chirurgie se développa

[1] Jean-Claude Dupont, *L'Invention du médicament, une histoire des théories du remède*, Hermann, 2013.

avec les conflits, les diagnostics et les soins se trouvaient partiellement confiés aux dieux. Le caractère mythique de la médecine mésopotamienne ne l'empêche pas de poser les bases de la discipline moderne. D'abord, elle faisait appel à des professionnels : les *asû* formés par les scribes. Ensuite, elle considérait le patient comme un individu singulier, affecté par une pathologie dont il convenait de rechercher les causes. Enfin, elle introduisait, si ce n'est une rationalité, une méthode, celle de l'interrogatoire. Le médecin et historien Roger Dachez rapporte quelques questions couramment posées[1] :
« As-tu fait usage de balances fausses ? »
« As-tu déplacé quelque clôture, borne ou limite ? »
« As-tu violé la demeure de ton prochain ? »
« As-tu partagé la couche de sa femme ? »

On note le souci de la rigueur des comptes, des droits de propriété et de la fidélité conjugale. L'interrogatoire permet d'établir le péché commis, qui a déchaîné la colère des dieux et qui se situe à l'origine de la pathologie. Il s'agit, dans un contexte religieux, de faire usage de sa raison. Ici, la magie n'interdit pas la réflexion, même si elle l'oriente vers de vaines considérations. Le médecin procède à un examen clinique : mesure du pouls et de la température, inspection des urines, respiration de l'haleine. Les choses se corsent au moment du choix du traitement. Car la panoplie thérapeutique terrestre se limite à quelques plantes et tisanes, peu utiles que ce soit pour un cancer, un ulcère ou un calcul. On

[1] Roger Dachez, *op. cit.*

va donc invoquer les dieux, les astres et la nature. Le comportement des animaux donne des indications sur le pronostic : un oiseau qui s'envole de tel côté signifie la guérison ; s'il part de l'autre, il annonce la mort à brève échéance. On pratique beaucoup l'hépatoscopie, qui consiste à faire des divinations en étudiant des foies d'animaux sacrifiés. La magie complète une médecine qui se veut rationnelle, mais qui est tellement limitée qu'elle échoue presque systématiquement. Comme souvent dans les religions, quelques dieux sont spécialisés dans les disciplines médicales. En Mésopotamie, il s'agit surtout de Gula, la plupart du temps accompagnée de son chien. C'est la déesse de la guérison et des médecins, qui a enfanté deux fils possédant les mêmes pouvoirs : Ninazu et Dabu. Mais attention, Gula peut aussi engendrer des maladies. Les médecins de Mésopotamie ont déjà l'intuition de la contagion. Selon eux, elle n'est évidemment pas causée par des microbes, pas même par le manque d'hygiène, mais par le fait d'avoir croisé une personne impure, c'est-à-dire malhonnête ou infidèle.

La révolution Imhotep

L'Égypte va glorifier le soin et la santé en déifiant un médecin. Les Égyptiens, même enserrés dans un empire bureaucratique, croient à l'avenir et au progrès. C'est à l'origine de leur mythologie. Osiris est tué et démembré par son frère Seth. Ses morceaux sont retrouvés (sauf son pénis) et rassemblés par sa femme Isis, qui lui adjoint un sexe pour enfanter Horus. Profondément optimiste, l'un des plus grands mythes de l'histoire, celui d'Osiris, nous raconte une résurrection, entre guérison et immortalité.

Les premiers docteurs égyptiens étaient des prêtres. Il faudra beaucoup de temps avant que la médecine ne se laïcise. Mais elle n'en progresse pas moins, considérablement aidée par le travail des scribes, ces fonctionnaires ultraperformants qui s'intéressent à toutes les disciplines. Imhotep était ainsi un esprit particulièrement ouvert et curieux. Ce savant doué dans de nombreux domaines connaissait les dieux, l'architecture, les mathématiques, la physique, l'astronomie, la géologie… Il fallait bien cela pour construire la première pyramide. Imhotep avait considéré que les pharaons devaient vivre leur mort dans un endroit majestueux qui se dirigerait vers le ciel. Avec la construction du complexe funéraire de Saqqarah, il inaugura le gigantisme architectural égyptien. En tant que grand prêtre et intellectuel, il était capable de diagnostiquer un nombre très important de maladies. Pour toutes ces raisons, il était légitime qu'il devienne le dieu de la médecine après sa mort. Son nom sera alors invoqué, telle la panacée, par tous les praticiens égyptiens.

Asclépios, le dernier grand mythe médical

La civilisation grecque sera, avec Alcméon puis Hippocrate, celle où la médecine sortira de l'enfance. Elle deviendra une discipline autonome, certes fruste, mais rationaliste. Pas encore expérimentale, elle tentera néanmoins de trouver les maux et les remèdes par elle-même, sans faire appel aux dieux. La médecine grecque est un reflet de cette civilisation grandiose où l'humain entre dans l'âge adulte en réfléchissant seul.

Avant cela, il faudra compter avec Hermès, Apollon, mais surtout avec Asclépios, sans doute le dernier dieu médecin du panthéon grec puis romain (sous le nom d'Esculape). À la différence d'Hermès ou d'Apollon, c'est un spécialiste. La division du travail a envahi l'Olympe. Asclépios est mentionné par Homère comme l'un des personnages légendaires de la guerre de Troie. Médecin de marine, il prit part à l'expédition des Argonautes qui s'en allaient retrouver la Toison d'or. Asclépios fut élevé par Chiron, un être mi-homme mi-cheval, qui enseignait de nombreux savoirs, dont la médecine. Il est significatif qu'une divinité comme Asclépios dût « apprendre » la médecine au lieu d'être simplement doté de pouvoirs magiques. Se révèle ainsi une illustration précoce du rationalisme grec.

On suit pas à pas l'« utilisation » qu'un citoyen peut faire d'un dieu comme Asclépios dans les *Discours sacrés* d'Aelius Aristide. Aristide était un sophiste, c'est-à-dire une sorte de conférencier itinérant qui dissertait de façon ampoulée et imprécise sur dieu, la poésie ou la morale. Né en Mysie vers 117 après J.-C., il étudia la rhétorique et partit pour Rome, où convergeaient de nombreux sophistes. Sans doute eut-il froid et fut-il fatigué, mais il prit tout de même la route[1]. Le voyage, hivernal, s'avéra long et pénible. Aristide souffrait de maux de dents, d'oreilles, de fièvre et de crises d'asthme. Les remèdes classiques (ventouses, plantes) ne le soulageaient pas. En mer, il fut encore plus malade. Les médecins abandonnèrent tout espoir de le soigner. Il passa un an à Smyrne avant de se diriger vers le sanctuaire d'Asclépios, à Pergame, pour trouver la guérison. Il faut imaginer ces lieux comme des spas fréquentés par la bonne société romaine. Aristide « entendit » Asclépios lui recommander des cataplasmes, des régimes ou des bains froids. Plus exactement, le sophiste rêvait la nuit et, au réveil, il traduisait ces songes en prescriptions médicales. Le dieu lui enjoignit aussi « de faire des discours et d'écrire quand je pouvais à peine respirer, de telle sorte que, si ceux qui ont été guéris de cette manière ont des raisons de se vanter, moi aussi j'en ai ». Aristide aime son dieu et lui accorde toute sa confiance, y compris pour faire du mal aux autres, si cela peut être utile. Il est fort satisfait qu'Asclépios ait tué deux jeunes gens pour prolonger sa vie à lui. Aristide, toujours malade, ou croyant l'être, finit par refuser les préceptes des médecins et n'écoute plus qu'Asclépios. Il

[1] Ce voyage est raconté par le traducteur d'Aristide, A.-J. Festugière. Aelius Aristide, *Discours sacrés, rêve, religion, médecine au IIe siècle après J.-C.*, Macula, 1986.

ne constitue pas un cas isolé, car la pratique religieuse était rigoureuse à cette époque et les soignants, bien que de bonne volonté, étaient d'une aide réduite.

Aristide a été soupçonné d'être moins malade qu'il le prétendait et d'éclairer sans le vouloir les mécanismes psychologiques de l'hypocondrie. Il vénérait son dieu et ne voulait pas se séparer de lui. La meilleure solution était donc d'être souffrant. C'était l'assurance de communiquer avec Asclépios chaque nuit. Se dissimule toujours, dans les pathologies comme l'hypocondrie, ce que les psychologues appellent un « bénéfice caché ». Quelle bonne idée d'avoir créé un dieu diplômé en médecine ! On trouve dans sa fréquentation à la fois la ferveur religieuse et la santé.

Jésus, le médecin humain

Il est davantage question de maladies que de santé dans l'Ancien Testament, plus précisément de maux provoqués par ce Dieu qui fait peur. Dans le fil de la pensée de la civilisation mésopotamienne, l'Ancien Testament considère que Dieu est à l'origine des maladies et des guérisons. C'est Yahvé qui envoie la peste en Israël et tue 70 000 hommes[1]. Dieu soigne lui-même, directement

---

[1] Comme le rappelle Dachez, la peste est le terme générique employé dans la Bible pour les épidémies.

quand « la guérison vient du Très-Haut » ou indirectement quand il rappelle qu'il a créé les médecins. Mais ceux-ci sont peu présents. La Bible s'en méfie, car ils éprouvent beaucoup de difficultés à soigner. Au terme d'une amusante dialectique, ce sont souvent des prêtres qui examinent les malades, alors que les médecins consacrent une grande part de leur temps à prier. Dans l'Ancien Testament, on s'intéresse à la maladie plus qu'aux malades, dans le fil de la tradition préchrétienne. La pathologie est une entité maléfique qui s'empare des hommes. La médecine, dont les mécanismes secrets doivent être percés grâce à une approche religieuse, reste proche de la sorcellerie. C'est à travers les psaumes que l'on rencontre le plus de souffrants car, alors, il faut penser « à ceux qui sont faibles ». Mais, comme en Mésopotamie, la demande de guérison s'identifie à une volonté de pardon. Un malade qui appelle un médecin se condamne à voir son état stagner. Mieux vaut prier et se tourner vers le Seigneur. La révélation des péchés est le plus efficace des médicaments.

Dieu est porté sur l'hygiène. On trouve dans l'Ancien Testament de nombreuses mesures de prévention, des interdits alimentaires notamment, qui limitent la contamination par des parasites. C'est un point commun avec le Coran, qui prescrit aux fidèles de pratiquer des ablutions. Cette recommandation se révèle aussi bénéfique pour la santé. Cette correspondance entre la religion et le soin a été rigoureusement expliquée par le prix Nobel d'économie Friedrich Hayek, lequel s'était inspiré de la théorie de la sélection naturelle développée par Darwin pour étudier l'évolution des sociétés[1]. Darwin avait fondé son travail sur deux concepts : celui de variation, c'est-à-dire de différences biologiques à l'intérieur des espèces, et celui de sélection, c'est-à-dire de capacité de la nature à ne garder que les variations cohérentes avec un environnement donné. Hayek avait remplacé la notion de « variation biologique » par celle de « règle institutionnelle ». Symétriquement à Darwin qui voulait comprendre pourquoi et comment la nature sélectionnait certaines variations, Hayek se demandait pourquoi et comment la société ne conservait que certaines règles. Ainsi, le Coran enjoint de faire preuve d'une grande rigueur en matière d'hygiène, ce que font la plupart d'entre nous. L'Église catholique invite ses membres à ne pas manger de viande le vendredi, en d'autres termes à restreindre leur consommation carnée, pratique adoptée par de nombreuses personnes sur la planète. Est-ce à dire que nous suivons des préceptes religieux ? En effet, pour certains fidèles, mais Hayek explique pourquoi le respect de ces règles s'étend au-delà des croyants. Une bonne hygiène, la circoncision ou une alimentation variée (modérément carnée) contribuent à la santé et à la survie. Les groupes qui respectent ces traditions religieuses ont eu tendance à s'accroître numériquement. Et c'est encore le cas aujourd'hui. Voilà pourquoi nous sommes nombreux, fidèles ou non, à nous conformer à des recommandations religieuses, parfois sans même nous en rendre compte.

[1] Friedrich Hayek, *Droit, législation et liberté*, 2013, PUF.

La question de la santé prend dans le Nouveau Testament une forme plus humaine, plus concrète et, par là même, plus touchante, ce qui est logique pour le livre de « l'homme Dieu ». On y croise beaucoup de paralysés, de boiteux, des personnes muettes, sourdes ou aveugles, des lépreux, des malades de la peste. Les affections mentales sont courantes. La santé n'est pas conquérante, elle est une absence de maladie et d'infirmité. La pathologie est un affaiblissement, une perte de la force vitale. Elle est *astheneo*, qui donne « asthénie » en français. En réalité, le Nouveau Testament fait le lien entre la magie de l'Ancien Testament et, parfois, les prémices de laïcisation de la médecine.

Le livre introduit une nouveauté dans les textes religieux : la mise à distance de la maladie et du péché. Jésus considère que les humains ne sont pas systématiquement responsables de leur malheur. Ainsi en témoigne le chapitre 9 de l'Évangile selon saint Jean :

« 1. En passant, Jésus vit un homme aveugle de naissance.

« 2. Ses disciples l'interrogèrent : “Rabbi, qui a péché, lui ou ses parents, pour qu'il soit né aveugle ?”

« 3. Jésus répondit : “Ni lui, ni ses parents n'ont péché. Mais c'était pour que les œuvres de Dieu se manifestent en lui.” »

Pour le Nouveau Testament, le péché est une maladie de l'âme dont la guérison est donnée par la foi ; mais les maux du corps relèvent souvent de la médecine. Dans le chapitre 17 de l'Évangile selon saint Luc,

Jésus, marchant vers Jérusalem, « purifie », c'est-à-dire soigne, des lépreux. Jésus ne se comporte pas toujours comme un docteur moderne. Il fait aussi des miracles, comme l'illustre ce passage dans le chapitre 1 de l'Évangile selon saint Marc :

« 30. […] la belle-mère de Simon était au lit, elle avait de la fièvre. Aussitôt, on parla à Jésus de la malade.

« 31. Jésus s'approcha, la saisit par la main et la fit lever. La fièvre la quitta, et elle les servait.

« 32. Le soir venu, après le coucher du soleil, on lui amenait tous ceux qui étaient atteints d'un mal ou possédés par des démons.

« 33. La ville entière se pressait à la porte.

« 34. Il guérit beaucoup de gens atteints de toutes sortes de maladies, et il expulsa beaucoup de démons ; il empêchait les démons de parler, parce qu'ils savaient, eux, qui il était. »

Ici, Jésus soigne d'un même mouvement les pécheurs et les malades, sans qu'aucune science puisse en rendre compte. Mais il faut remettre à sa juste place la notion de miracle dans la théologie chrétienne et ne pas lui donner une importance démesurée[1]. Les miracles sont nécessaires à la religion comme preuve de l'existence de Dieu et pour entretenir la passion des fidèles. En témoignent la présence des reliques dans les lieux de culte et l'organisation parfois millimétrée des parcours dans les déambulatoires. Mais l'Église elle-même n'est

[1] Patrick Sbalchiero, *Enquête sur les miracles dans l'Église catholique*, Artège, 2019.

pas toujours à l'aise avec ces phénomènes et en explique aujourd'hui beaucoup par la chance ou des causes inconnues. Ainsi, elle considère avec force précautions les déclarations de guérison après la visite de la grotte de Lourdes où Bernadette Soubirous eut ses apparitions. Un nombre infime de ces rétablissements sont classés comme des miracles. Assez tôt, la résurrection de Lazare a fait l'objet d'une lecture rationnelle. Dès le XIXe siècle, Dans sa *Vie de Jésus*, Ernest Renan proposait déjà deux interprétations : soit Lazare n'était que malade et la joie de revoir Jésus lui a rendu de la vigueur ; soit il se fit sciemment mettre au tombeau vivant, afin de faire croire que Jésus pouvait ressusciter les morts[1]. Comme l'écrit Renan : « Le miracle est d'ordinaire l'œuvre du public bien plus que de celui à qui on l'attribue. »

À la fois magicien et thérapeute, Jésus prend la main (le pouls ?), observe les lésions et réconforte. Certains de ses gestes sauvent. Il est bien un Dieu médecin.

Du dieu médecin au philosophe médecin (Alcméon, Hippocrate et Galien)

La laïcisation de la médecine est un long processus qui ne s'est jamais complètement achevé. Certains prient encore quand ils sont malades ou préfèrent des

[1] Ernest Renan, *Vie de Jésus*, Gallimard, Folio, 1974.

« médecines alternatives » aux pratiques scientifiques. À la différence des siècles passés néanmoins, ces comportements sont généralement réservés aux cas bénins. Les personnes atteintes de pathologies graves sont raisonnables et préfèrent à une médecine « magique » des traitements éprouvés même quand ils s'avèrent très pénibles. De nos jours, même en cas d'« échec thérapeutique » et quand les chances de guérison sont minces, on se tourne davantage vers des essais cliniques que vers Dieu.

L'invention de l'écriture a permis à la médecine de commencer à acquérir ses lettres de noblesse et de devenir alors une science transmissible et cumulative. Le Code de Hammurabi, le plus complet des textes juridiques de Mésopotamie, daté de 1750 avant J.-C., réglementait notamment la chirurgie. En Égypte, les scribes consignaient le savoir médical, le centralisaient et le diffusaient. Les docteurs égyptiens disposaient de petits manuels, certains considérés comme des livres sacrés, dont ils devaient suivre les préceptes. En effet, voir mourir quelqu'un alors que l'on n'avait pas dérogé aux règles édictées dans ces textes dégageait le médecin de sa responsabilité morale et juridique. Cependant, malgré les progrès, bien souvent, c'est à Dieu que le docteur faisait rapidement appel.

Les premiers philosophes grecs, comme Pythagore, ont fait preuve d'un courage et d'une audace extraordinaires pour penser sans intermédiaire divin. Ceux qui s'intéressaient à la médecine avaient encore plus de mérite, parce que leur discipline n'en était qu'à ses prémices, et la population n'avait pas confiance en eux. On a vu comme Aristide préférait son dieu aux docteurs dès lors qu'il était tant soit peu inquiet. Pythagore et ses adeptes étaient curieux de tout. Ils voulaient connaître les mathématiques, la physique, la musique, la divination, les lois de la nature et la médecine. Ils raisonnaient sur tout pour tout comprendre. De ce fait, la ville de Crotone où s'était établi le philosophe concentra un grand savoir médical. C'est là qu'Alcméon apprit la discipline. Coutumier des dissections, il identifia de nombreux organes et comprit le rôle de certains nerfs. Il tenta aussi d'étudier et de saisir ce qui allait occuper la médecine pendant des siècles : le fonctionnement du système cardio-vasculaire. Avant Hippocrate, Alcméon formula une théorie générale des maladies fondée, comme beaucoup de mouvements philosophiques d'alors, sur des oppositions chaud-froid ou sec-humide. De là naît l'idée que reprendra Hippocrate selon laquelle la pathologie est la résultante d'un « déséquilibre ». Cette thèse va perdurer durant des siècles et justifier des horreurs médicales opiniâtres comme la saignée. La théorie du déséquilibre a engendré bien des malheurs, mais il faut néanmoins rendre hommage au courage dont Alcméon dut faire preuve pour rompre le lien entre magie et médecine. Les philosophes grecs sont donc les premiers à la transformer en une discipline rationnelle à part entière. Empédocle continuera cette œuvre qui, dans l'Antiquité, culminera avec Hippocrate.

L'économie et la société athéniennes au temps d'Hippocrate

Né vers 460 avant J.-C., Hippocrate séjourna à Athènes après – 430, à une époque marquée par la guerre, les épidémies et une forme de protocroissance économique, elle-même liée au rationalisme. Il faut comprendre l'essor de la médecine hippocratique dans son contexte économique d'ouverture et de modernisation. Les travaux du Pirée avaient commencé vers – 490. Thémistocle, né d'une famille de petits commerçants, avait voulu y installer une base navale, composée du port et de « longs murs » se prolongeant vers Athènes, pour abriter une flotte militaire en cas de nouvelle invasion perse et pour des raisons commerciales. Athéna n'était-elle pas apparue à Télémaque, guidant un bateau empli d'une cargaison de fer prête à l'échange contre du cuivre ? Thémistocle avait compris que la puissance émane d'une économie prospère, bien que cette condition soit insuffisante. Au ve siècle avant J.-C., l'économie changea de nature grâce au développement du commerce extérieur et aux avancées technologiques dans le secteur de la construction[1]. Imaginez ce que fut le chantier du Parthénon, entre travail de la pierre et fonte du bronze. Le terrain devint un site industriel. Les coûts de transport demeurant élevés, il était plus avantageux de produire sur place.

---

[1] Mon analyse de l'économie antique grecque se fonde sur les contributions d'historiens regroupées dans *The Ancient Economy*, Walter Scheidel et Sitta von Reden, Routledge, 2002.

Nombre de progrès s'observèrent à cette époque dans les travaux publics.

La démographie du siècle de Périclès est mal connue. Les archéologues ont retrouvé des registres de décès, des listes militaires, des documents administratifs, mais ni assez nombreux ni assez exacts pour concevoir des recensements précis. Néanmoins, des recherches d'historiens permettent de comprendre qu'Athènes fut, à partir de la construction du Pirée, une cité pleine de vie, c'est-à-dire un lieu où une population en expansion bénéficiait de conditions matérielles qui s'amélioraient. Celle-ci devint suffisamment importante pour qu'Aristote s'en inquiète et, malthusien avant l'heure, pointe le danger de la surpopulation : « quant au nombre des enfants, si les mœurs répugnent à l'abandon complet, et qu'au-delà du terme formellement imposé à la population, quelques mariages deviennent féconds, il faudra provoquer l'avortement avant que l'embryon ait reçu le sentiment et la vie[1] ».

L'essor du Pirée transforma la vie économique et sociale en profondeur. Certes, la monnaie était alors utilisée depuis plusieurs siècles et les Phéniciens pratiquaient déjà le commerce au long cours, mais le siècle de Périclès fut celui de l'ancrage d'une « société impersonnelle » où des inconnus échangent entre eux des produits agricoles et des biens manufacturés. Un vigneron pouvait conditionner sa production dans une amphore et l'exporter d'Athènes vers les autres rives de la mer

[1] Aristote, *Politique*, chapitre 14, alinéa 10.

Égée. Chose incroyable : le vin sera acquis en monnaie de métal précieux et bu par un inconnu. La « société close » s'atrophie, progressivement remplacée par une « société ouverte ».

Athènes finançait une partie de ses dépenses publiques par les droits de douane. La Grèce esquissa la mondialisation par l'eau, un modèle encore dominant aujourd'hui : l'historien Fernand Braudel a souvent expliqué que le « cœur » de l'« économie-monde » devait être un port. C'est en Grèce que naquit la société ouverte, qui fait émerger la jalousie et la crainte, les deux ferments de la déstabilisation sociale et de la guerre. Les sociétés ouvertes, qui permettent à certains de leurs membres (jamais tous) de s'enrichir, accouchent par là même de leurs ennemis, à l'intérieur (guerre de classes) comme à l'extérieur (guerre de puissances). Ce fut le début de la modernité, de sa prospérité mal partagée, de son absence de relations directes et de ses désordres nécessaires et déstabilisants. Dans cet environnement nouveau, changeant, chaotique, forcément stimulant, Hippocrate réfléchit au corps humain.

S'il devait être un homme très charismatique, ses théories étaient loin d'être correctes. Elles ont cependant connu un grand succès auprès de la population, et pour cause : « Il convient de laisser les exercices sauf les promenades, de prendre des bains chauds, de dormir mollement, de s'enivrer une ou deux fois par semaine mais non de façon excessive, de se livrer au coït quand l'occasion s'en présente[1]. » Nous sommes d'accord avec ces principes ! Mais sont-ils vraiment bons pour la santé ?

Hippocrate, Galien et la nouvelle légitimité de la médecine

Hippocrate donna une place considérable à l'examen clinique et établit ainsi sa célèbre théorie des quatre « humeurs » : le sang, la bile jaune, le phlegme et la bile noire. Il avait identifié le sang et la bile. Ce qu'il appelait le phlegme incluait principalement les sécrétions nasales et les expectorations. La bile noire, dont l'étymologie a donné « mélancolique » et « atrabilaire », est plus mystérieuse. Peut-être s'agissait-il de la rate ou de sang digéré. La santé est la résultante de l'équilibre de ces humeurs. Mais, malgré ses erreurs, Hippocrate a accompli l'essentiel. Les causes des maladies sont exclusivement biologiques. Dieu et la magie n'interviennent plus. Seul compte le travail clinique et intellectuel du médecin.

Dans son analyse de l'épidémie de peste qui commence en 430 avant J.-C. et disparaît en – 426, Thucydide, qui fut lui-même malade, emploie, comme Hippocrate, la méthode rationaliste, ce qui le distingue d'Homère dans sa description de la guerre de Troie. Thucydide a deux objectifs : comprendre les implications sociales et politiques de l'épidémie, et conserver la mémoire des

[1] Propos rapportés par Dachez dans son *Histoire de la médecine.*

symptômes pour fournir un socle de connaissances aux futures générations, comme en témoigne ce passage très « contemporain » : « Pour moi, je dirai comment cette maladie se présentait ; les signes à observer pour pouvoir le mieux, si jamais elle se reproduisait, profiter d'un savoir préalable et n'être pas devant l'inconnu : voilà ce que j'exposerai – après avoir, en personne, souffert du mal, et avoir vu, en personne, d'autres gens atteints[1]. »

L'émergence de la figure d'un médecin doté de connaissances et d'une expérience désormais considérée comme utile amena le pouvoir politique à valoriser cette profession afin de répondre à une demande de l'opinion publique. Comme aujourd'hui, il fallait faire venir des gens compétents et lutter contre les déserts médicaux. C'est pourquoi Jules César décida d'offrir la citoyenneté romaine aux médecins étrangers s'établissant à Rome. Une politique d'attractivité est le signe d'une civilisation ouverte qui veut progresser.

Le plus grand médecin exerçant à Rome, Galien, d'origine grecque, s'inscrivit explicitement dans les pas d'Hippocrate.

Né vers 130 sous Hadrien, Galien était un fin connaisseur de la philosophie grecque. Comme Hippocrate, il jouissait d'un important charisme et d'un grand sens des relations sociales. Médecin des gladiateurs, lui aussi contemporain d'épisodes de peste, il donnait également

---

[1] Thucydide, *La Guerre du Péloponnèse*, Gallimard, Folio, 2000.

des conférences dans des théâtres sur la philosophie, l'histoire, les voyages et la médecine. Il pratiquait des vivisections animales en public. Excellant dans l'entrisme, il parvint à pénétrer l'entourage de Marc Aurèle. Son objectif était de terminer l'œuvre commencée par Hippocrate. Il intégra les découvertes anatomiques récentes à sa fameuse théorie des humeurs. Il la compléta et lui donna un surcroît de légitimité. Comme ses prédécesseurs, qu'ils fussent latins ou grecs, il insistait sur le sport, les bains, les massages, l'alimentation. Galien était un intellectuel qui aimait la vérité et le succès. Il s'est pourtant trompé, mais a fait avancer la connaissance. Défauts et insuffisances sont inévitables dans l'histoire des pratiques de santé, mais cela n'enlève rien à l'héritage monumental qu'a légué Galien à la médecine et à la science.

La dissociation entre les dieux et la médecine pose deux questions encore d'actualité : d'où vient la légitimité du praticien ? Comment le rémunérer ? Stanis Perez montre que ces problèmes se rencontrent en effet dès l'Antiquité, d'autant qu'il n'existe pas encore d'ordre des médecins[1]. Chacun peut se réclamer de cette profession. Comme l'explique cet historien, le docteur est un artisan qui évalue l'état de ses patients au cas par cas, en fonction de son expérience et de son intuition. Il est rémunéré non pas à l'acte comme aujourd'hui, mais lorsqu'il soigne avec succès. Mais l'absence de méthode scientifique, les résultats inégaux et le travail rétribué

[1] Stanis Perez, *Histoire des médecins*, Perrin, 2015.

font émerger une suspicion qui perdure parfois : certains ne seraient-ils pas des escrocs davantage animés par l'appât du gain que par la volonté de guérir les malades ? Bien des siècles avant Molière, Aristophane aimait déjà se moquer des médecins cupides et incompétents et, plus généralement, de la difficulté à se soigner.

Chapitre 4

Techno sanitas : la technologie médecin

Le sens de l'innovation

L'histoire économique nous montre que les humains utilisent l'innovation technologique pour répondre à des besoins précis, ce qui confère aux vagues de « destruction créatrice » schumpétérienne un sens qui alimente ce qu'on peut appeler le progrès. En effet, du siècle de Périclès aux Trente Glorieuses, elles ont entraîné une amélioration de la mobilité humaine, une augmentation de la population et de l'espérance de vie. En bref, vivre plus longtemps au sein d'espaces toujours plus larges. Hippocrate, Ambroise Paré ou Pasteur ponctuent cette lutte pour l'existence. Les migrations du néolithique, les grandes découvertes de la Renaissance, le bateau à vapeur, les constructions de lignes ferroviaires au XIXe siècle, l'automobile au début du XXe siècle, puis l'aéronautique et la conquête spatiale illustrent la nécessité pour les hommes de se déplacer et, plus encore, d'explorer. Depuis l'origine, l'humanité combat les déterminismes du temps et du lieu pour augmenter le spectre de la liberté. C'est exactement ce qu'exprime Stefan Zweig dans les premières pages de sa biographie d'Érasme, publiée en 1935 : « Au cours d'une seule génération, les données primitives d'appréciation, l'espace et le temps, ont totalement changé de valeur et de mesure. Seule notre époque, qui voit le téléphone, la radio, l'auto et l'avion concourir avec la même précipitation à la diminution du temps et de l'espace, a assisté à un semblable changement du rythme de la vie. Un élargissement aussi brusque du monde extérieur doit fatalement avoir comme corollaire une profonde transformation du monde psychique [...]. Tout le passé se dessèche au souffle brûlant des temps nouveaux [...]. On est en présence de l'un de ces moments caractéristiques où l'humanité se trouve en quelque sorte dépassée par ses propres actes et doit faire appel à toutes ses forces d'adaptation.[1] »

De ce point de vue, le présent ne diffère pas du passé. Le numérique, la robotique, l'IA, la 5G, la vague d'innovations contemporaine vise ces deux desseins : éloigner la mort, et aller plus loin, plus vite, en utilisant moins d'énergie. C'est la raison pour laquelle les plus spectaculaires du moment concernent la santé, les transports et, dans une moindre mesure, l'énergie. Comme prolonger l'existence passe aussi bien par la lutte contre les maladies (vivre le plus longtemps possible dans un temps naturellement borné à 120 ans) que par le combat contre le vieillissement (repousser la limite des 120 ans), l'élargissement de l'espace inclut la possibilité accrue de

[1] Stefan Zweig, *Érasme*, Grasset, Les Cahiers Rouges.

se déplacer sur terre, mais aussi d'explorer et de coloniser l'espace.

Cela fait-il sens ? Oui, du moins dans une perspective libérale. Certes, aller sur Mars et vivre 150 ans ne sauraient constituer forcément des buts à eux seuls. Coloniser la planète rouge pour répondre à une volonté de conquête territoriale n'est pas une avancée. Mais la peupler pour continuer la grande aventure de l'exploration humaine est une chose extraordinaire. L'homme grandit quand il s'arrache à sa situation originelle. La liberté reste l'accomplissement ultime du progrès. Rien ne dit que chacun y trouvera son bonheur, mais l'innovation ouvre des perspectives pour ceux qui voudraient construire leur vie afin de participer à l'histoire du monde. Cela a toujours été le cas depuis que l'humain tend à améliorer sa condition, c'est-à-dire depuis ses commencements.

Voir le corps

La médecine romaine avait beaucoup imité sa consœur grecque. Le Moyen Âge, période pourtant riche en innovations en tous genres (de la poudre à canon à l'imprimerie), n'apporta pas de grande rupture médicale, à part l'invention fondamentale des lunettes, qui permit des gains de productivité jusqu'alors impossibles. L'être humain a toujours souffert de problèmes de vue, souvent dès l'enfance. La mise au point des lunettes, dans la seconde partie du XIIIe siècle, en Italie du Nord, a eu des conséquences dans des domaines très divers : agriculture, artisanat, industrie naissante. Elles augmentent le confort de travail et permettent de demeurer à l'ouvrage après 40 ans, à l'apogée de nos compétences. Très vite, l'activité liée à l'optique généra des dizaines de milliers d'emplois, à Florence ou à Venise[1].

Le Moyen Âge s'illustre aussi par la création de l'hôpital. L'Hôtel-Dieu à Paris fut fondé en 829. Dès le XIIIe siècle, l'université de Montpellier devint un haut lieu de la recherche médicale. Certes, il existait des sanctuaires médicaux en Grèce antique et des infirmeries sous l'Empire romain. À l'époque médiévale, la santé se déplaça dans les monastères, souvent accolés aux abbayes.

Pendant longtemps, du VIIe au XIe siècle, les hôpitaux n'étaient que des lieux d'accueil chrétiens pour des indigents, comme en témoigne l'étymologie du mot. La charité commande. Le savoir en est absent. C'est seulement au XIIe siècle que les hôpitaux se structurèrent dans les villes. Il s'agissait parfois de soigner, souvent d'isoler, toujours de soulager les misères. Il arrivait qu'on y étudie et qu'on y mène des recherches pour comprendre comment mieux guérir les blessures des croisés.

---

[1] Chiara Frugoni, *Le Moyen Âge sur le bout du nez*, Les Belles Lettres, 2011.

La Renaissance apporta des découvertes décisives en anatomie. Ces avancées ne furent pas sans lien avec la révolution artistique de la période. Les sculpteurs et les peintres reproduisaient les corps, au premier rang desquels Léonard de Vinci, dont les gravures sont des documents anatomiques incroyablement précis et précieux. La chirurgie fit à ce moment-là de grands progrès, principaux acquis de la Renaissance. Pour citer quelques exemples, on renouvelle les techniques de rhinoplastie et on devient capable de réduire les hernies inguinales. L'apogée de la révolution de l'anatomie et de la chirurgie survint avec Ambroise Paré qui, comme les autres praticiens de son époque, était spécialisé dans ces deux disciplines. Né près de Laval vers 1510, il inventa la ligature pour prévenir ou arrêter les écoulements de sang, et fit le lien entre le dessin, le savoir théorique et la pratique médicale : « Ce n'est pas grand-chose de feuilleter des traités et de caqueter en chaire si la main ne besogne. »

L'importance de la méthode

La période de la fin de la Renaissance jusqu'au XIXe siècle fut un faux plat en matière sanitaire comme en matière économique. Les progrès de la médecine furent à peine incrémentaux, comme ceux de l'espérance de vie. La Renaissance elle-même eut un impact marginal sur la santé. L'état pathologique était le plus courant. Il faut insister sur ce point de la condition humaine passée. Aujourd'hui, la maladie est considérée comme un état anormal, une exception à corriger. Cette configuration est très récente (à peine 200 ans). Avant cela, c'est-à-dire pendant des dizaines de milliers d'années, les termes de la proposition étaient inversés : le silence des organes constituait une situation inhabituelle, presque bizarre. On était souvent souffrant, de la naissance à la mort, avec une aggravation à partir de 40 ans. C'est seulement au XIXe siècle que l'on peut observer un changement brutal sous l'effet de la croissance économique, de la diffusion de pratiques scientifiques, du développement de technologies comme le microscope, et de l'industrialisation des médicaments[1]. Enrichissement, méthode rationaliste, innovation : ce trio constitue le précipité nécessaire aux avancées médicales.

Les progrès technologiques n'auraient pas eu de conséquences si positives sans une réflexion épistémologique. Il s'est agi de s'extraire de l'expérience pure, sans fondement méthodologique solide, pour établir une procédure de recherche scientifique. Claude Bernard, dans le sillage des philosophes des Lumières, définit les conditions d'un usage correct de l'idée de causalité. Il écrivait en 1865 dans son *Introduction à l'étude de la médecine expérimentale* : « L'esprit de l'homme ne peut concevoir un effet sans cause, de telle sorte

---

[1] Les travaux de l'historien britannique Angus Maddison ont montré que la croissance économique en Occident a fortement accéléré à partir de 1820. Dès lors, les revenus vont suivre une croissance quasiment exponentielle.

que la vue d'un phénomène éveille toujours en lui une idée de causalité. Toute la connaissance humaine se borne à remonter des effets observés à leur cause. À la suite d'une observation, une idée relative à la cause du phénomène observé se présente à l'esprit ; puis on introduit cette idée anticipée dans un raisonnement en vertu duquel on fait des expériences pour la contrôler[1]. » C'est de cette manière qu'il comprit que le sucre était fabriqué par le foie. Bernard isola deux cages à lapins : l'une avec des aliments sucrés et l'autre avec de l'eau. Il analysa ensuite le sang des animaux enfermés dans chacune des cages. Il y trouva la même quantité de sucre. Le médecin avait démontré que celui-ci était stocké puis « libéré » et même synthétisé par le foie des lapins (la fonction glycogénique), et non pas simplement ingéré puis transporté dans le sang. Il avait posé et expérimenté les bases du raisonnement déductif tel que Karl Popper le formalisera au XXe siècle.

L'exemple du médecin obstétricien hongrois Ignace Philippe Semmelweis est connu, car Céline lui consacra sa thèse de doctorat. Dans la Vienne du début du XIXe siècle, de nombreux enfants et leurs mamans mouraient de fièvre peu après l'accouchement. On recensait énormément de décès dans certains hôpitaux, mais quasiment pas dans d'autres. Dans celui où exerçait Semmelweis, le taux de mortalité maternelle et néonatale s'élevait à 13 % dans certains blocs, contre 3 % dans une

[1] Claude Bernard, *Introduction à l'étude de la médecine expérimentale*, Flammarion, 2013.

pièce voisine, et alors que les procédures et les profils des patientes étaient similaires. En 1847, l'un des amis de Semmelweis, anatomiste, qui venait de disséquer un cadavre, se coupa avec son bistouri et décéda de la même fièvre que la maman qu'il venait d'autopsier. Le mystère de la surreprésentation des décès chez les patientes de certains médecins et leurs bébés était résolu : le manque d'hygiène. Semmelweis rendit obligatoire la désinfection des mains avant un accouchement. Le taux de mortalité fut divisé par 10 et s'homogénéisa partout où le lavage des mains était pratiqué. Le corps médical, ni plus ni moins corporatiste que les autres, refusa cette thèse. Semmelweis tomba en dépression et mourut dans un asile psychiatrique[1].

Imaginez que c'est seulement dans les années 1980 qu'un groupe de médecins canadiens décide de diffuser les résultats les plus récents de la recherche scientifique afin d'augmenter la qualité des prescriptions. Quelques énergumènes ont alors pointé le danger de l'affaiblissement du lien entre le praticien et le patient. Selon eux, l'intervention de la froide science dans cette relation entraînait un risque de dépersonnalisation de la profession. Aujourd'hui, l'argument peut faire sourire ou hurler. On pourrait croire que la conversion de la médecine à la science se fait avec fluidité, sans résistance. Ce serait se méprendre sur le pouvoir des habitudes et de l'idéologie.

---

[1] Robert Delavault, *L'Asepsie un demi-siècle avant Pasteur : Ignace Semmelweis (1818-1865)*, L'Harmattan, 2007.

Le moment Pasteur et la grande industrie

Je ne saurais trop vous inciter à vous rendre à Dole, en Franche-Comté, pour visiter la maison natale de Pasteur, dans le quartier des Tanneurs. C'est lors de l'inauguration de la plaque commémorative apposée sur le bâtiment en 1883 que le grand homme prononça sa célèbre ode à l'éducation, au travail et à la croissance :

« Et toi, mon cher père, dont la vie fut aussi rude que ton rude métier, tu m'as montré ce que peut faire la patience dans les longs efforts. C'est à toi que je dois la ténacité dans le travail quotidien. Non seulement tu avais les qualités persévérantes qui font les vies utiles, mais tu avais aussi l'admiration des grands hommes et des grandes choses. Regarder en haut, apprendre au-delà, chercher à s'élever toujours, voilà ce que tu m'as enseigné[1]. »

Comment mieux exprimer les sentiments que nous devrions éprouver au cœur de l'épidémie de Covid-19, la plus grave depuis un siècle ? Œuvrer pour le bien commun en visant l'excellence.

Honorer la mémoire de Pasteur, ce n'est pas simplement faire l'éloge du travail et de la recherche, et ainsi combattre le populisme antivaccin et antiscience qui prolifère sur les réseaux sociaux. C'est aussi retenir les nombreux enseignements d'une vie incroyablement riche

[1] Louis Pasteur, *Œuvres*, tome VII.

en succès intellectuels, et ce jusqu'à sa toute fin. Il ne faut jamais mettre les grands hommes à la retraite. Les génies restent des génies tout au long de leur existence. Même diminué en raison d'une hémiplégie qui l'avait frappé en 1868, Pasteur avait 62 ans quand il vaccina en 1885 Joseph Meister contre la rage, soit bien plus que l'espérance de vie à la naissance à l'époque. L'intelligence et l'audace ne l'avaient pas quitté et se trouvaient de surcroît enrichies par l'expérience. Pour certaines personnes, travailler jusqu'à la fin est une joie, une nécessité morale ou psychologique. Il faut les laisser faire, dans leur intérêt mais aussi dans celui de la collectivité.

Les grandes idées surviennent parfois des périphéries d'un système et non de son centre. Pasteur n'était pas médecin de formation, mais chimiste, et il fut souvent moqué par les « hommes de l'art », y compris quand il s'exprimait devant l'Académie de médecine. C'est à partir de son travail sur les molécules qu'il mit en évidence les mécanismes de la fermentation et construisit un pont avec la biologie. Contacté par les industriels de la bière qui ne parvenaient pas à stabiliser la qualité de leur production, il découvrit que les conditions de culture faisaient varier l'évolution des ferments. En 1861, il isola le ferment butyrique et l'observa au microscope. Il apparaissait comme un filament vivant qu'il était possible de tuer. Assez rapidement, le chimiste Pasteur eut l'intuition que ces « microbes », comme on appellerait plus tard ces micro-organismes, pouvaient déclencher des maladies humaines. La transdisciplinarité est donc toujours féconde, quand elle s'appuie sur des méthodes rigoureuses.

Histoire du microscope

Il n'est pas de médecine sans technologie, c'est-à-dire sans une croissance économique fondée sur l'innovation. J'ai évoqué les lunettes, indispensables pour observer, lire, écrire, dessiner… Sans elles, l'anatomie aurait progressé moins vite, son étude limitée aux quelques-uns qui ont la chance de voir clair naturellement. De la même façon, sans microscope, non seulement Pasteur n'aurait pas pu identifier le rôle pathologique des microbes, mais il n'aurait peut-être même pas été un scientifique. Il serait resté anonyme.

Le génie de Pasteur s'est appuyé sur cette invention de la fin du XVIe siècle. C'est dans les années 1590 que les Janssen, des fabricants de lunettes, essayèrent de faire coulisser des lentilles placées dans un tube vertical pour régler un grossissement. Dans ces Pays-Bas bourgeois, une telle trouvaille enrichit les entrepreneurs et l'État. De fait, le petit pays se spécialisa, entre autres choses, dans l'optique, ce qui contribua à sa prospérité déjà fameuse. Les Néerlandais ont la réputation de travailler beaucoup, peut-être lentement, mais sûrement. Et à force, l'on fait des découvertes. À Delft, la ville de Vermeer, le drapier Antonie Van Leeuwenhoek perfectionna un microscope et occupa son temps libre à l'utiliser. Il écrivait ses observations qu'il envoyait à la Royal Society de Londres : étoffes, moisissures, insectes et leur cycle biologique, bacilles…

Avec des instruments améliorés grâce aux progrès industriels du XIXe siècle, Pasteur étudia les bactéries. À partir de 1858, Rudolf Virchow, l'une des personnalités les plus fascinantes de ce siècle en Allemagne (ce scientifique fut aussi un homme politique libéral de centre gauche qui s'opposa à Bismarck, et dont la pensée embrassa la médecine, l'anticolonialisme ou l'éducation), découvrit le processus de la division cellulaire et étudia les caractéristiques des cellules cancéreuses. Avant la Seconde Guerre mondiale, presque par hasard, Fleming remarqua, en rentrant de voyage, une nouvelle fois grâce au microscope, qu'une moisissure, la pénicilline, avait tué des bactéries laissées là. Sa trouvaille allait changer le destin de l'humanité. Mais Fleming n'aurait rien pu faire tout seul, sans le capitalisme.

La médecine capitaliste

Notre espérance de vie élevée, aujourd'hui, nous la devons à l'austérité de Zacharias Janssen, au génie de Pasteur, à la largeur d'esprit de Virchow, à la chance de Fleming… Mais aussi aux entreprises dont le but est de gagner beaucoup d'argent, car c'est grâce à elles que les applications de la recherche se diffusent dans la société. Les progrès sanitaires du XIXe siècle n'auraient pas eu lieu sans la généralisation du capitalisme industriel et la structuration des États. La recherche agit au sein d'un écosystème où l'université, l'industrie et les entreprises jouent des rôles complémentaires. Dans les années 1870, Pasteur isole le bacille responsable de la maladie du charbon qui décimait les élevages ovins français. Après cette découverte, des années voire des décennies furent nécessaires pour détecter les microbes responsables de la typhoïde, de la dysenterie ou de la peste. Il fallut ensuite attendre le début du xxe siècle pour que l'industrie des vaccins se développe et les années 1950 pour que la population des pays riches puisse massivement bénéficier des antibiotiques. Fleming avait certes découvert la pénicilline en 1928, mais ce n'est pas un champignon dans un laboratoire qui peut soigner des millions de personnes. Encore faut-il qu'une industrie puissante se mette en ordre de marche, s'organise autour d'un modèle économique qui lui permette de gagner de l'argent et de rémunérer ses actionnaires. Sans cela, les applications de la recherche fondamentale resteraient enfermées dans les académies. Opposer le secteur public et le secteur privé, en matière de santé comme ailleurs, est stérile. Nous avons besoin de gens désintéressés, mais aussi d'entreprises dont on exige une rentabilité. Les interactions complexes entre les uns et les autres forment un système d'une efficacité redoutable. La santé humaine a besoin de tout le monde ; avant le libéralisme, les progrès sanitaires étaient marginaux.

La convergence technologique contemporaine

Le progrès technologique est en train de modifier la médecine, comme l'ont fait la découverte des vaccins ou celle des antibiotiques par le passé. Cependant, il y a un temps pour la recherche fondamentale, un temps pour la production et encore un autre pour la diffusion à grande échelle. Le processus complet peut s'étaler sur plusieurs décennies. Le début des années 2020 voit la production de thérapies et de dispositifs inédits commencer sans être encore industrialisée. L'accouchement d'innovations étant empêtré dans d'anciennes structures bureaucratiques, le nouveau monde de la santé émerge difficilement, freiné aujourd'hui moins par la technologie que par l'organisation des systèmes de soins, trop rigide. Si les hôpitaux ont réussi à faire face au pic de la pandémie de Covid-19 sans être complètement submergés, c'est parce qu'ils ont pu adapter leur manière de fonctionner comme ils l'entendaient, sans suivre à la lettre les procédures habituelles. Les ruptures, qu'elles soient épidémiologiques ou technologiques, ne sont correctement absorbées que par les organisations les plus libérales, celles qui peuvent évoluer selon les contraintes et les opportunités nouvelles.

Ces technologies génériques qui constituent une formidable promesse pour la santé humaine, pour le bien-être et la longévité, sont au nombre de six. Je les présente en modifiant légèrement la catégorisation proposée par le docteur Fabien Guez[1].

1 – L'intelligence artificielle (IA)

Il s'agit d'algorithmes qui utilisent des millions voire des milliards de données afin de produire une analyse, de faire une préconisation et, pourquoi pas, de prendre des décisions sous supervision humaine. L'IA a pu progresser grâce à la loi de Moore : entre les années 1970 et 2015, la puissance des microprocesseurs a doublé tous les 18 mois. Cette avancée technologique exponentielle permet à l'IA de traiter toujours plus de données dans des domaines aussi différents que l'ophtalmologie et l'oncologie, notamment en effectuant des analyses de tumeurs de façon encore plus précise que ne le ferait un humain. L'avantage de l'IA réside dans sa mémoire et sa stabilité : elle n'est jamais fatiguée ou inattentive. Un logiciel qui diagnostique des mélanomes peut en avoir déjà observé des millions, ce qui ne sera jamais le cas d'un dermatologue, aussi expérimenté soit-il.

2 – La nanomédecine

Un nanomètre correspond à un milliardième de mètre. La nanomédecine a deux intérêts. Premièrement, à l'échelle nanométrique, les éléments n'ont pas les mêmes propriétés qu'à l'échelle visible à l'œil nu. Ainsi, il est possible de rendre des matériaux plus solides, plus souples et, généralement, plus compatibles avec leur intégration sécurisée dans un corps humain. Deuxièmement,

[1] Fabien Guez, *Tous guéris dans 10 ans !*, Hugo New Life, 2019.

cette discipline permet l'intervention sur des tissus, des cellules et des molécules. Les traitements sont plus précis et administrables à des doses nettement plus fortes, car il y a moins d'effets secondaires. Des nanoparticules peuvent en outre être générées pour réparer ou reproduire des tissus biologiques ou du cartilage, et des « nanoprothèses » peuvent être posées.

3 – L'imagerie

La convergence du numérique, de la nanomédecine, de la robotisation et de l'intelligence artificielle a conduit l'imagerie médicale à emprunter plusieurs directions plus performantes :
– pour analyser des éléments corporels de plus en plus petits (des cellules) ;
– pour explorer et intervenir dans des endroits du corps difficilement accessibles (les viscères, l'œsophage) ;
– pour diminuer les effets toxiques (importants avec les premiers rayons X).

Les chirurgiens peuvent ainsi bénéficier pendant une opération d'une vision en 3D extrêmement précise des organes.

L'imagerie, grâce à des instruments greffés sur les machines, est devenue interventionnelle, c'est-à-dire qu'elle peut réaliser un acte chirurgical au moment de l'analyse, acte qui devient alors une compétence du radiologue. Par exemple, les polypes bénins du côlon sont retirés au cours d'une coloscopie.

Cette intervention peut se faire à distance, ce qui contribue à pallier le manque de spécialistes dans certains territoires.

Cette convergence d'innovations rend le diagnostic encore plus sûr et plus précis.

4 – L'impression 3D

L'imprimante 3D est déjà utilisée pour réaliser sur mesure des semelles, des corsets, des prothèses de hanche, de genou… Plus spectaculaire encore, la bio-impression se développe rapidement. Il s'agit de produire à partir de cellules et de protéines des tissus comme de la peau, des os ou des organes. À terme, l'impression 3D va se substituer aux dons d'organes, très complexes techniquement et juridiquement, et contraints par des problèmes de disponibilité.

5 – La robotique

La robotique a déjà envahi le domaine de la chirurgie. À ce stade, les humains ne sont pas remplacés, mais aidés et « augmentés » par des robots. C'est le cas en cardiologie, urologie, ORL… Ils permettent de former les étudiants sur des avatars et d'opérer en toute sécurité grâce à de nombreux « pare-feu » qui empêchent par exemple d'abîmer des tissus sains. La robotique s'allie aussi aux nanotechnologies pour donner naissance à des nanorobots qui peuvent notamment modifier une cellule ou injecter un produit à un endroit donné.

6 – La médecine à distance

La télémédecine est un enfant du numérique, qui a pris une place considérable depuis l'épidémie de Covid-19. La téléconsultation consiste en un dialogue à distance entre le médecin et son patient. La télé-expertise est, quant à elle, une mise en relation de professionnels. Un médecin généraliste peut ainsi consulter un dermatologue pour un patient. La télésurveillance offre à un praticien la possibilité de suivre à distance l'état de santé d'une personne. Par exemple, un pacemaker lui transmet un message de dysfonctionnement cardiaque, il peut alors envoyer une ambulance. Comme me l'avait confié un jour un directeur du SAMU : « Demain, ce n'est plus toi qui appelleras le SAMU, c'est le SAMU qui t'appellera. » Nous en sommes loin, mais organisons-nous pour que cela devienne possible.

Covid-19 et déception technologique

La pandémie de Covid-19 nous a brutalement ramenés à une réalité que nous avions tendance à oublier : nous pouvons aussi mourir d'un virus. Dans l'inconscient collectif, nous avions laissé derrière nous l'âge des épidémies pour entrer dans celui des maladies chroniques. Grâce aux vaccins, à l'hygiène et à une panoplie de médicaments, nous n'étions plus menacés par les virus. Même le sida, dans les pays les plus riches, est souvent devenu une affection de longue durée. Grâce aux antibiotiques, nous étions protégés des bactéries. Le confinement, pratique médiévale, nous a rappelé notre vulnérabilité. Face à un virus inconnu, nous devions rester chez nous. Cette méthode était largement utilisée avant l'arrivée des premiers vaccins, parfois d'ailleurs avec beaucoup d'efficacité : c'est la combinaison de mesures de quarantaine, de cordons sanitaires et de traçage des cas contacts qui, mise au point à la Renaissance, est venue à bout de la peste en Europe[1]. Non seulement le numérique et l'intelligence artificielle n'avaient pas anticipé la crise, mais ces technologies ne nous ont pas apporté de solution sanitaire rapide. Ce fut l'occasion d'un véritable « IA *bashing* », pour reprendre l'expression de la scientifique Aurélie Jean.

L'IA n'avait en effet pas été capable de prédire l'épidémie, ce qui pour beaucoup aurait été le moins que l'on pût attendre. Aurélie Jean explique que cet « IA *bashing* » est le fait de personnes qui méconnaissent le principe de fonctionnement des algorithmes. Une IA a besoin de données qui proviennent, par construction, du passé. Ainsi peut-elle prévoir le profil épidémiologique des grippes saisonnières, car leurs mécanismes de transmission sont bien connus. L'histoire a permis d'accumuler des informations sur la géographie du virus, la vitesse de sa diffusion, sa gravité... À l'inverse, les modes de contamination du Covid-19 ne sont pas encore totalement transparents et la survenance d'un tel virus est un fait médical rare. L'IA se trouve alors démunie, car elle tourne « à vide ».

[1] Leigh Shaw-Taylor, « An introduction to the history of infectious diseases, epidemics and the early phases of the long-run decline in mortality », *The Economic History Review*, vol. 73, 2020.

Outre la prédiction, l'IA commence à être utilisée pour concevoir des médicaments ou des vaccins. Elle peut en effet analyser les milliards de combinaisons chimiques susceptibles d'avoir une action sur un virus, et sélectionner les meilleures. L'IA n'est pas une promesse miraculeuse, mais la possibilité d'aller plus vite quand une crise sanitaire presse. Nous sommes encore au début de cette révolution. La technologie ne tombe pas du ciel et son efficacité progresse laborieusement, au gré des efforts de recherche et développement, des essais et de l'expérience. *Techno sanitas*[1], couplée à une méthodologie scientifique d'analyse des pathologies et de choix thérapeutiques, a permis d'augmenter l'espérance de vie de façon inattendue depuis le XIXe siècle. Ce sont les nouvelles technologies du XXIe siècle qui vont nous aider à vaincre d'autres maladies et, peut-être même, à changer la donne en matière de longévité. Mais rien ne se fera tout seul. *Techno sanitas*, pour œuvrer dans le sens du progrès, a besoin de maturité, d'une réglementation adaptée, de coopérations internationales, d'organisations flexibles, de personnels soignants formés. C'est donc aussi un défi politique : les progrès dans le domaine de la santé s'épanouissent dans une société ouverte.

[1] Expression que j'ai créée à partir du grec et du latin.

Chapitre 5

La médecine génique

La fantastique histoire du progrès en médecine n'a pas de limites car l'innovation est cumulative. Le présent s'appuie sur le passé. Le microscope fut l'instrument nécessaire des avancées médicales au XIXe siècle. L'ordinateur prit le relais au XXe siècle et la puissance de ses calculs a rendu possible le séquençage de l'ADN. Mais au préalable, c'est l'intelligence humaine seule, par l'entremise de James Watson et Francis Crick, qui a su déterminer et modéliser en 1953 la structure de cette molécule longtemps considérée comme secondaire.

Voir et analyser l'ADN pour comprendre les maladies

L'ADN contient le logiciel de la vie et toutes les informations héréditaires. Cette découverte est tellement fondamentale pour la médecine qu'elle nécessite des explications pédagogiques.

À la base de toute forme de vie, des cellules s'assemblent pour constituer des individus. Les êtres vivants les plus simples, comme les bactéries, sont monocellulaires, c'est-à-dire composés d'une seule cellule. Un corps humain adulte en contient entre 10 000 et 100 000 milliards. Au commencement, dans l'utérus, nous ne sommes qu'une cellule particulière, appelée « cellule souche », qui obéit, comme les autres, au principe de reproduction cellulaire en se divisant en deux[1]. Au bout d'un certain temps, toutes se différencient pour constituer les organes : le foie, les poumons, le cœur, les reins... Ce qui était, au départ, une cellule donne un embryon. Celles qui ont la même fonction se regroupent, puis meurent et se divisent tout au long de la vie : chaque jour, nous en perdons et en recréons environ 70 milliards. Schématiquement, une cellule comporte un logiciel qui lui ordonne ce qu'elle doit faire. Ce logiciel, ce sont 30 000 gènes, définissant nos caractéristiques individuelles, comme la couleur des yeux ou de la peau, portés par des chromosomes. Ces derniers sont constitués de molécules d'ADN, à l'apparence d'un long parchemin enroulé (quasiment deux mètres de long par cellule !) sur lequel sont justement inscrits les gènes qui nous définissent, codés grâce à seulement quatre lettres : ATCG. Une cellule contient aussi les protéines qui transportent des acides aminés et des substances diverses (glucides, lipides, pigments...) qui transmettent des informations... Son énergie est alimen-

[1] Au tout début de l'histoire de la vie, il y a une cellule, appelée LUCA (*Last Universal Common Ancestor*), apparue il y a 3,5 milliards d'années.

tée par la « combustion » du sucre, grâce à l'oxygène apporté par l'hémoglobine du sang.

Les cellules ont deux fonctions : elles participent à la vie de leur organe et se divisent pour se reproduire. Une cellule sur le point de mourir conçoit une copie absolument identique de l'ADN et de ses gènes pour donner naissance à deux cellules filles également identiques. Des erreurs de copie se produisent fréquemment mais sont sans conséquence grâce à un merveilleux gène, le p53, qui, lorsqu'il détecte une anomalie, se suicide et tue ainsi la cellule dans laquelle il se trouve. Si ce gène ne fonctionne plus, ou si les gènes dits « oncogènes », qui multiplient les cellules, fonctionnent trop bien, celles-ci peuvent se créer de façon anarchique, entraînant l'apparition de tumeurs. Le cancer est donc une maladie génétique (qui peut donc être héréditaire, mais pas de façon systématique, loin de là).

Histoire du séquençage

L'Américain Craig Venter a joué un rôle majeur dans le séquençage complet du génome humain, autrement dit l'ensemble du matériel génétique codé dans l'ADN. Venter incarne l'archétype de l'entrepreneur schumpétérien. Il en a l'allure décontractée et les pratiques brutales. C'est après avoir été enrôlé dans la guerre du Vietnam dans le service médical des forces navales américaines, ayant vu tant d'êtres meurtris, qu'il s'est passionné pour le corps humain. Devenu biologiste, mais convaincu à juste titre que le savoir ne vaut pas grand-chose sans l'action, il a créé la société de biotechnologies Celera Genomics, dont l'objet était de séquencer un ADN humain. Venter a investi des millions de dollars dans les ordinateurs et les séquenceurs les plus puissants de l'époque, et simplifié les méthodes usuelles, avec en ligne de mire un *business model* original : vendre des bases de données génomiques aux laboratoires pharmaceutiques et aux hôpitaux. Face à cette conception marchande, le consortium Human Genome Project, mené par les États-Unis, a intensifié considérablement ses recherches. En mars 2000, le président Clinton annonce que le génome doit faire partie du domaine public et être accessible gratuitement. Finalement, les travaux de Celera Genomics et du Human Genome Project ont débouché sur le premier séquençage. Un premier génome humain a été partiellement séquencé en 2000, avant l'achèvement d'un séquençage intégral en 2003.

Ce premier séquençage avait mobilisé des milliers d'experts pendant presque 15 ans et coûté 3 milliards de dollars. En 2020, un séquençage complet coûte à peu près 1 000 dollars. Quel est son intérêt immédiat et concret ? Analyser les mécanismes génétiques des affections, les appréhender et les corriger. C'est en comparant des ADN sains à des ADN malades que l'on peut connaître les pathologies. Ainsi, la compréhension des maladies progresse avec le nombre de séquençages réalisés qui constituent de gigantesques bases de données, sur lesquelles les algorithmes d'intelligence artificielle peuvent travailler. Grâce à ces connaissances se développe la thérapie génique, véritable chirurgie des gènes, qui permet de remplacer les séquences d'ADN à l'origine de dysfonctionnements cellulaires. La génomique autorise aussi le développement de la biologie synthétique, qui consiste à « fabriquer » du vivant humain comme animal. En 2010, Craig Venter a annoncé la création d'une cellule artificielle. Il a pour cela modélisé un chromosome sur ordinateur, avant de le concevoir en éprouvette. Il l'a ensuite intégré dans une bactérie dont il avait au préalable ôté l'ADN naturel. Pour la première fois, un organisme vivant a été créé à partir d'un programme informatique. Aujourd'hui, des séquences d'ADN peuvent être élaborées selon ce procédé, et remplacer par exemple celles responsables du vieillissement. Déjà, beaucoup de chercheurs prélèvent l'ADN d'une plante, d'un animal ou d'une bactérie, et le modifient à l'envi.

Ces perspectives sont fascinantes. Mais l'immortalité n'est pas pour demain, notamment parce qu'on maîtrise encore mal les interactions entre l'expression des gènes et l'environnement. La science qui étudie cela, l'épigénétique, progresse. Elle reste une discipline récente, mais formidablement prometteuse.

La révolution scientifique et philosophique de l'épigénétique

L'ADN renferme la totalité de l'information génétique nécessaire à la production de toutes nos cellules, mais il ne nous détermine pas intégralement : tel est le résultat de l'une des principales révolutions scientifiques de ces dernières années. La recherche a montré que l'expression des gènes variait d'un individu à l'autre en fonction de son histoire et de ses comportements. L'« épigénétique », qui signifie littéralement « au-delà de la génétique », représente l'un des champs de la connaissance contemporaine les plus passionnants qui soient. Pour faire comprendre de quoi il s'agit, le prospectiviste Joël de Rosnay utilise la métaphore suivante[1]. Prenez la *Symphonie n° 9* de Beethoven. Chaque orchestre joue la même partition. Pourtant, les interprétations sont très différentes en fonction des directions d'orchestre et des musiciens, ce qui aboutit à ce que la même composition se traduise par des résultats sonores singuliers : plus ou moins romantique, plus ou moins retenu, plus ou moins puissant… Comme l'explique Rosnay, la partition correspond à l'ADN et l'interprétation à l'épigénétique.

Ce sont les molécules d'ARN (acide ribonucléique) qui modulent la mécanique d'expression génétique. Or, leur fonctionnement dépend de nos comportements. Elles sont sensibles à l'alcool, au tabac, au stress, au manque

[1] Joël de Rosnay, *La Symphonie du vivant*, LLL, 2018.

d'exercice... Notre environnement et notre façon de vivre modifient donc l'expression de notre ADN, ce qui est donc vertigineux : nous pouvons transmettre non seulement nos gènes, mais aussi leur expression. Cette transmission semble moins stable que celle de l'ADN, mais elle existe bien, ce qui prouve que nous pouvons passer à nos descendants des caractères acquis. Nous contrôlons donc davantage notre corps que ce que nous pensions il y a à peine quelques décennies. C'est une véritable validation de la notion de « capital santé ». Faire du sport, être détendu, manger équilibré, ne pas fumer, boire du vin modérément... tout cela participe au maintien d'une bonne santé via le fonctionnement des molécules ARN.

Ces découvertes sont proches et complémentaires de celles réalisées en neurologie. Ces dernières ont révélé que le cerveau est beaucoup plus évolutif que ce qui avait été démontré auparavant. En effet, notre câblage neuronal est lié à notre éducation, mais peut changer jusqu'à notre mort. Certes, avec le temps, notre cerveau devient plus rigide. Néanmoins, il est toujours possible de le rendre plus performant en lisant, en voyageant, en apprenant une langue étrangère ou un instrument de musique, voire de le « reprogrammer » partiellement grâce à l'hypnose. Chacun a vécu, même à une petite échelle, cette expérience. Il est des livres ou des voyages qui transforment notre façon de penser. Dans un sens défavorable, l'utilisation compulsive des réseaux sociaux modifie la structure cérébrale. Les « likes » et « retweets », comme tous ces systèmes de récompense, génèrent des shoots de dopamine chez celui qui en bénéficie, entraînant du plaisir à court terme. Produit de la très longue évolution biologique humaine, cette hormone participe d'un mécanisme cérébral de motivation, nécessaire pour nous pousser à agir. Or, elle fonctionne comme une drogue à accoutumance : il en faut toujours plus pour ressentir le même effet. On peut donc bien parler d'« addiction » aux réseaux sociaux, contre laquelle il peut être légitime de lutter.

Au-delà des implications en matière de santé, ces découvertes ouvrent de nouvelles voies à la philosophie, à la politique et au droit. Car, d'une part, l'épigénétique montre que notre détermination biologique n'est pas totale – certes, nous ne choisissons pas notre ADN, mais nous pouvons agir sur son expression. D'autre part, nous avons désormais la preuve scientifique que les humains peuvent changer. Comment, dès lors, condamner des personnes à la peine de mort ou même à la prison à vie ? Si les hommes ont le pouvoir d'évoluer, il faut leur laisser cette chance et les y aider.

Vers une économie des thérapies géniques

Nous vivons aujourd'hui ce moment captivant où les premiers médicaments qui modifient l'expression des gènes arrivent sur le marché, c'est-à-dire dans l'existence des gens. Ils visent à soigner certains cancers, des pathologies neurodégénératives ou des maladies rares (souvent orphelines). Plusieurs milliers sont liés à des désordres provenant des gènes.

L'efficacité de ces thérapies s'explique par leur approche personnalisée. Les traitements modifient les gènes du patient afin de réparer comme d'éradiquer celui qui dysfonctionne et cause l'apparition des maladies, ou même d'ajouter un gène fonctionnel[1]. Cette médecine de précision est une révolution par rapport à l'approche très générale du XXe siècle. Un même antibiotique ou une même chimiothérapie pouvaient être utilisés dans un grand nombre de cas. Les techniques médicales génomiques sont d'une très haute justesse et nécessitent une organisation nouvelle, à l'hôpital notamment. Les cliniciens et le personnel hospitalier doivent par exemple manipuler et stocker des cellules génétiquement modifiées. Parfois, le nombre de malades susceptibles d'être traités par une thérapie génique est si faible qu'il s'avère difficile de réaliser des études d'évaluation clinique en raison de cohortes trop petites. Certaines

[1] Les vaccins à ARN messager qui protègent contre le Covid-19 ne sont pas des thérapies géniques, contrairement à ce que certains propagateurs de *fake news* ont voulu faire croire pour effrayer. Leur action ne modifie pas le génome. En revanche, ce sont des technologies qui utilisent notre connaissance à son propos et qui n'auraient pas été rendues disponibles sans les recherches sur la génétique. Celles-ci auront ces prochaines années des conséquences massives dans de multiples domaines de la santé. On le voit déjà avec les vaccins. On le verra demain dans la lutte contre de nombreuses infections, des pathologies cardiaques ou des cancers.

entreprises traitent des maladies tellement rares qu'elles ne concernent qu'une personne sur 1 million, soit une soixantaine d'individus pour un pays comme la France.

L'apparition, la multiplication, le suivi et les progrès des thérapies géniques vont peu à peu modifier les mécanismes de l'économie de la santé. En effet, dans le cas d'un traitement chronique ou palliatif, le coût n'est pas forcément très élevé mais il peut s'étaler dans le temps jusqu'au rétablissement ou au décès du patient. C'est la logique, encore aujourd'hui, de l'économie des cancers métastasés et des maladies orphelines. On ne guérit pas les patients mais ils vivent en enchaînant des traitements qui s'accompagnent d'effets secondaires rendant nécessaire la prise de médicaments supplémentaires. À l'inverse, un traitement de thérapie génique est très onéreux à un instant donné, en raison des moyens mis en œuvre en recherche et développement et de la haute technicité de son administration aux individus. Mais, dans le cas d'une guérison, les dépenses à long terme sont beaucoup plus faibles, voire nulles[1]. Une personne en parfaite santé coûte peu à la collectivité… En outre, alors que la prise d'un traitement chronique est parfois difficilement compatible avec un rythme professionnel soutenu, un patient soigné par une thérapie génique peut ensuite reprendre une vie quasi normale, même s'il est encore

[1] Aujourd'hui, nous ne disposons pas encore d'un recul suffisant pour savoir si les thérapies géniques apportent un rétablissement définitif. Des décennies de suivi des patients seront nécessaires pour en être certain. Mais la guérison, et non la survie, constitue l'objectif et la logique.

trop tôt pour en appréhender tous les effets secondaires. Mais la science apprend vite.

Pour toutes ces raisons, dépenser des centaines de milliers d'euros pour guérir une jeune personne atteinte d'une maladie rare est un investissement rentable pour la société. Cette personne aura toute la vie devant elle pour contribuer à la croissance économique, consommer, payer des impôts… Je ne pense pas, cependant, que cette vision utilitariste doive être mise en avant. J'adhère à une philosophie qui considère que chacun, quel que soit son âge, a droit aux meilleurs soins. Mais il est bon de rappeler que, même en se conformant à un strict raisonnement économique, l'investissement dans la santé est souvent justifié du point de vue de l'intérêt général.

L'économie des *CAR-T cells*

Le monde de la pharmacie bruit d'une innovation thérapeutique, les *CAR-T cells*, dont le grand public n'a pas encore entendu parler. Depuis plusieurs années, on soigne des cancers en activant le système immunitaire. Cette discipline, qui donne déjà des résultats formidables dans la lutte contre certains mélanomes métastasés ou cancers du poumon, s'appelle l'immunothérapie. Il existe, au sein de ces immunothérapies, des traitements plus ou moins complexes. Le principe des *CAR-T cells*, l'un des plus sophistiqués qui soient, nous emmène aux frontières actuelles de l'innovation thérapeutique.

Les patients souffrant de leucémies résistantes pouvaient traditionnellement bénéficier d'une greffe utilisant les lymphocytes d'un donneur pour combattre les cellules malades. Cette technique délicate se trouve confrontée à de nombreux risques de rejet, mais les *CAR-T cells*, qui sont des lymphocytes T du patient modifiés génétiquement in vitro et réinjectés, permettent de contourner ce problème redoutable en se fixant sur les cellules malades et en les tuant. Elles donnent pour l'instant d'excellents résultats pour les leucémies aiguës lymphoblastiques et ont des effets plus que prometteurs sur les autres leucémies et les lymphomes. On les évoque de plus en plus pour combattre les cancers « solides ». Mais les difficultés d'administration de ces thérapies sont techniques et économiques. Une injection coûte environ 350 000 euros. Dans l'économie pharmaceutique « classique » du XXe siècle, un coût de recherche et développement (R&D) élevé finissait par s'amortir grâce à un large marché. Le coût moyen était décroissant, ce qui entraînait une baisse des prix. Sur les micromarchés du XXIe siècle, les capacités d'amortissement des immenses investissements de R&D (qui sont croissants à nombre égal de médicaments) restent modérées, car les médicaments sont ciblés et les indications réduites. Elles existent, mais penser que les coûts marginaux de production peuvent tomber à zéro est utopique. Les prix des médicaments innovants demeureront importants sur la longue durée. Voilà la réalité à laquelle nos pouvoirs publics et les assurés-contribuables vont être confrontés.

Le grand débat qui s'annonce et qui commence à se poser tout à fait concrètement dans certains pays (le Royaume-Uni, par exemple) est celui-ci : faut-il acheter des médicaments quand ils sont incroyablement chers ? Le problème doit être traité avec rigueur, y compris en le réduisant, dans un premier temps, à sa dimension économique. En France, dans le domaine des finances publiques, nous raisonnons en trésorerie, et non en investissement. Une sortie d'argent est toujours considérée comme une perte, jamais comme une espérance de rentabilité. Pourtant, souffrir d'une leucémie ou d'un lymphome, surtout quand ce sont des personnes jeunes qui sont concernées, génère des coûts individuels et collectifs. Les coûts individuels strictement financiers (il y en a bien d'autres) sont essentiellement constitués de la baisse de productivité et de rémunération due à la maladie et au traitement. Les coûts collectifs s'imputent sur différents points : les années de vie perdues liées aux décès prématurés et la perte de croissance économique de long terme ; les soins ; les indemnités journalières pour arrêts maladie ; l'organisation initiée par les entreprises pour remplacer une personne malade puis la réintégrer ; les politiques de prévention et de dépistage. Si l'on veut être exact, il est donc nécessaire de comparer le coût des soins à l'ensemble des autres dépenses évitées grâce à la guérison des maladies voire, pour certains cas (mais cela ne concerne malheureusement pas les leucémies et les lymphomes), leur éradication.

Le débat qui se profile sur les *CAR-T cells* en préfigure des centaines d'autres, qui se poseront dans les mêmes termes. Nos sociétés entreprennent de s'attaquer à des maladies très intelligentes, incroyablement complexes, qui nécessitent des ressources financières colossales. Ce sera l'honneur de nos démocraties libérales que de relever ce défi avec succès.

La révolution CRISPR-Cas9 et le problème de la manipulation des embryons

Les découvertes dans le domaine de la génétique posent de nombreuses questions éthiques. Les écarter d'une main serait ridicule, comme le fait de vouloir tout interdire. Vouloir prohiber ces technologies au seul prétexte qu'elles seraient « antinaturelles » et qu'elles relèveraient de « manipulations » est puéril. La médecine est un combat contre la sélection darwinienne. Elle est, par essence, une manipulation. Rien n'est plus naturel qu'un virus, une bactérie ou un dysfonctionnement cellulaire. Rien n'est moins naturel qu'une molécule médicamenteuse, une radiothérapie ou un organisme génétiquement modifié. La voie humaine est toujours « moyenne ». Elle fait appel à la réflexion éthique et à la régulation. Cette dernière question de la régulation est particulièrement prégnante depuis la montée en puissance du système CRISPR-Cas9, appelé dans le langage courant « ciseaux à ADN ».

Cette technologie a été codécouverte par la Française Emmanuelle Charpentier et l'Américaine Jennifer Doudna. Son principal avantage tient dans sa simplicité : une protéine peut couper une portion d'ADN et en coller une autre. Il devient possible d'intervenir sur l'ADN d'une cellule pour corriger un dysfonctionnement ou en modifier des caractéristiques. CRISPR-Cas9 promet des avancées médicales, mais aussi des dangers éthiques auxquels une morale strictement fondée sur le rejet des manipulations génétiques ne saura pas répondre.

De nombreux laboratoires travaillent déjà à l'utilisation du système CRISPR-Cas9 dans le traitement des maladies graves, y compris certains cancers. Les recherches ne font que débuter, elles sont très prometteuses, par exemple dans le cas de la progéria. Une centaine d'enfants dans le monde souffrent de ce vieillissement accéléré, multiplié par près de 10 dès la naissance, ce qui réduit leur espérance de vie à une dizaine d'années. En 2018, une équipe californienne et une équipe espagnole ont coupé avec les ciseaux à ADN la séquence responsable de cette pathologie chez des souris, et leur espérance de vie a été augmentée de 50 %. La lutte contre la progéria grâce à CRISPR-Cas9 va donner lieu à des progrès plus généraux dans la compréhension et le ralentissement du vieillissement.

Rares sont ceux qui estiment qu'il est illégitime de combattre des maladies sur des personnes « déjà nées ». De même, la lutte contre le vieillissement est éthiquement acceptable s'il est une réelle souffrance. De nombreuses équipes dans le monde travaillent sur ces sujets et beaucoup sont soutenues par leur gouvernement. Ce n'est malheureusement pas suffisamment le cas en France, Emmanuelle Charpentier s'étant elle-même exilée sous des cieux scientifiques et financiers plus cléments. Les pouvoirs publics, les chercheurs et certains philosophes s'interrogent en revanche à propos de l'utilisation de CRISPR-Cas9 sur des embryons. En effet, en « altérant » les gènes, cette technique permet de concevoir facilement des embryons « sains », même « sur mesure », en ayant ôté le risque de survenance d'une maladie génétique identifiée. Devenus adultes, ceux-ci pourront transmettre leurs gènes à des lignées, qui auront donc été technologiquement modifiées. CRISPR-Cas9 introduit sa propre rupture anthropologique.

En 2015, c'est une équipe chinoise qui, la première, a testé la possibilité d'éditer un génome sur des embryons non viables. Cette étude a permis de commencer à cerner les obstacles techniques à de telles manipulations. Mais la véritable entrée dans l'ère de la modification des embryons remonte à novembre 2018, quand He Jiankui, chercheur à l'université des Sciences et des Technologies de Shenzhen, a annoncé la naissance des deux premiers bébés issus d'embryons génétiquement modifiés, des jumelles dont les pseudonymes, Lulu et Nana, sont voués à rester célèbres dans l'histoire de l'humanité. L'objectif du scientifique était de s'assurer que le père des jumelles, porteur du VIH, ne pourrait pas transmettre le virus aux bébés. Il est donc intervenu sur la première cellule, afin de désactiver le gène CCR5, qui permet au VIH d'infiltrer les cellules sanguines. La totalité du génome de l'embryon a été séquencée avant son implantation dans l'utérus. Les conséquences de cette utilisation de CRISPR-Cas9 vont au-delà de la perspective de l'élimination du virus du sida. Le gène CCR5 réduit les connexions synaptiques. Sa neutralisation améliore la plasticité du cerveau et la mémoire. He Jiankui a probablement fait naître des jumelles génétiquement cérébralement augmentées.

Cette affaire a déclenché à juste titre un tollé auprès de la communauté scientifique mondiale, qui a employé plusieurs arguments éthiques et méthodologiques forts. Déjà, l'utilisation de CRISPR-Cas9 pour manipuler un embryon est prématurée eu égard à nos connaissances scientifiques. Lulu et Nana n'auront pas le sida, mais cette opération pourrait les exposer à d'autres maladies, comme des cancers. La biologie humaine est holiste, le corps systémique. Modifier un gène, même correctement et complètement (ce qui n'est pas encore forcément le cas avec CRISPR-Cas9), entraîne un enchaînement de changements cellulaires ni maîtrisé ni prévisible. Ensuite, Lulu et Nana vont transmettre leur patrimoine génétique. La manipulation effectuée a donc des conséquences que l'on ne peut pas anticiper non seulement sur les jumelles, mais sur l'ensemble de leur lignée. Enfin, cette opération a été réalisée sans réflexion éthique préalable, et entourée d'un grand secret, là où la coopération scientifique internationale est requise. Sur le plan moral, une expérimentation hautement incertaine n'est justifiée qu'à partir du moment où l'espérance de gain attendue pour les personnes est supérieure au risque. Ce n'était clairement pas le cas avec la suppression du CCR5 pour éviter aux jumelles d'avoir le sida. En effet, d'autres techniques existent pour empêcher la transmission du virus des parents à leurs futurs enfants, comme le « lavage de sperme[1] ». Pour ces raisons, He Jiankui a finalement été condamné par la justice chinoise à trois ans de prison ferme et 380 000 euros d'amende.

En théorie, la technique CRISPR-Cas9 permet d'influencer toutes les caractéristiques d'un humain à naître qui ont des causes au moins partiellement génétiques, de la force musculaire à l'intelligence, en passant par l'appétence pour la violence. Je ne prétends pas que l'intelligence soit exclusivement génétique, ce qui serait faux, mais qu'elle l'est pour partie ; un individu peut la développer ou au contraire la laisser s'atrophier. Sur ces sujets, les opinions publiques occidentales restent conservatrices. C'est vrai de l'Europe comme des États-Unis, où l'édition de gènes sur embryons, si elle n'est pas prohibée, ne peut pas bénéficier de fonds publics. En revanche, les Russes et les Asiatiques, les Chinois en particulier, semblent plus ouverts aux manipulations génétiques sur embryons. Les pays asiatiques édictent des guides de bonnes pratiques plutôt que des réglementations. Quant au pouvoir chinois, il n'est pas impossible qu'il voie d'un bon œil ces expérimentations, bien qu'il

[1] Cette technique consiste à isoler les spermatozoïdes des autres composants contenus dans le sperme, et dans lesquels se trouve le virus du sida.

s'en défende : très technophile, le gouvernement n'a pas l'éthique pour dessein principal, mais la domination technologique, la prospérité et la puissance.

Quelle « géno-éthique » pour l'Europe[1] ?

La génomique peut soigner. L'emploi de ces technologies dans cette perspective pose des difficultés économiques mais pas éthiques. À part une poignée de naturalistes intégristes ou de complotistes, personne ne pense sérieusement qu'il est illégitime d'utiliser un arsenal thérapeutique ultrasophistiqué pour lutter contre une maladie. Le débat moral trouve, en revanche, sa justification dès lors que l'on évoque la manipulation des embryons ou leur sélection, lesquelles s'apparentent à de l'eugénisme. Ce qui amène à poser cette question difficile mais qu'il serait lâche d'éviter : faut-il désapprouver et interdire toute forme d'eugénisme ?

En Europe, l'eugénisme évoque le nazisme. Avant le IIIe Reich, les débats sur le sujet étaient décomplexés. Il faut relire notamment Bertrand Russell, un intellectuel humaniste, pacifiste et progressiste, vanter les mérites d'une telle technique dès lors qu'elle permet

---

[1] Pour un développement complet sur l'éthique de la manipulation des embryons, je renvoie à mon ouvrage *L'Amour augmenté*, Éditions de l'Observatoire, 2020.

de diminuer le nombre de gens qu'il qualifie dans des termes choquants de « débiles mentaux ». Vus de notre époque, ils sont insupportables, « eugénisme » n'étant plus, aujourd'hui, associé à la médecine, mais à l'horreur absolue. Dès 1933, le régime nazi a multiplié les lois et les décrets pour stériliser et euthanasier. Dans le viseur assassin d'Aktion T4[1], les handicapés physiques et mentaux, et bientôt, tous ceux accusés d'altérer la pureté de la race aryenne : homosexuels, alcooliques, Noirs, Slaves, Juifs et Tziganes. Une partie de la communauté médicale allemande adhérait idéologiquement et techniquement à ce programme. Le surmoi européen porte cette période en lui et vomit tout ce qui s'y attache.

Il faut saisir la force obscure paralysante du XXe siècle européen et la singularité du nazisme pour comprendre le biais conservateur de notre continent dans le domaine biotechnologique. « Eugénisme » reste un mot imprononçable, ce qui explique au moins partiellement les lois restrictives en vigueur en Europe. Ce n'est pas un hasard si la première biolégislation structurée est née à Nuremberg en 1947 autour de trois principes : la connaissance de cause et le libre choix du malade ; l'absence d'alternatives thérapeutiques ; les conséquences positives pour la société[2].

---

[1] Nom donné, après la Seconde Guerre mondiale, à la campagne d'extermination d'adultes handicapés physiques et mentaux par le régime nazi, de 1939 à août 1941 (qui fit de 70 000 à 80 000 victimes), préfiguration conceptuelle en même temps que technique et administrative de l'extermination des Juifs d'Europe.

[2] Il s'agit du code de Nuremberg, issu du jugement du procès des médecins de Nuremberg (1946-1947).

Les Européens devraient se forcer et oser prononcer ces mots (« eugénisme », « manipulation génétique »...), les travailler et les rapporter à leur neutralité technologique, avant de reconstruire une éthique et une régulation de la sélection et de la manipulation des embryons. Il est du devoir des scientifiques rationnels et des philosophes d'expliquer que les biotechnologies génétiques peuvent et doivent viser des objectifs bienveillants. L'hygiénisme du XIXe siècle vanté par les gouvernements auprès des familles avait pour objectif que les parents s'approprient asepsie et antisepsie et donnent naissance à des générations d'individus sains. C'était une forme d'eugénisme, dont personne ne songerait à prétendre qu'il fut scandaleux. La bioéthique européenne doit pouvoir trouver sa place quelque part entre le bioconservatisme et le bioanarchisme. Cet eugénisme existe déjà. En France, plus de 95 % des enfants dépistés trisomiques 21 font l'objet d'un avortement. Il s'agit donc bien d'une sélection embryonnaire parfaitement entrée dans les mœurs.

Les prodigieux progrès de la génétique nous obligent à penser une bioéthique progressiste compatible avec la vision européenne de l'humanisme. L'eugénisme européen ne peut être d'État. Nous savons ce qu'il peut en coûter. Il ne peut être qu'individuel et de libre choix. Toute politique eugéniste obligatoire doit être abhorrée sans le début de l'ombre d'une concession. L'eugénisme nazi était un eugénisme d'État, une variante raciste et antisémite du *Meilleur des mondes*. Les biotechnologies comme outil politique : voilà ce qui doit être irrévocablement proscrit. Cela posé, si la sélection et la modification des embryons permettent d'éradiquer des maladies génétiques graves, pourquoi les refuser ? Pourquoi ne pas épargner de la souffrance au monde ? N'y en a-t-il pas assez ? Faut-il accepter ces peines sous couvert d'une loi naturelle ou d'un mot-épouvantail ?

Chapitre 6

Le cerveau, nouvelle frontière

À force de progrès, la science et la médecine sont en train de pénétrer l'organe le plus complexe, le plus passionnant et le plus vital : le cerveau. Je répète souvent que le XXIe siècle sera celui de l'écologie, de l'exploration spatiale et des cellules grises.

Le continent cérébral

Le cerveau reste un magnifique continent à découvrir. Son analyse, assez récente, exige des capacités technologiques colossales, sans doute plus encore que les outils et moyens nécessaires à la compréhension de l'ADN. Le cerveau est composé de 85 à 100 milliards de neurones qui communiquent entre eux par des signaux électriques et constituent un réseau d'une redoutable complexité. Il inclut la myéline, qui protège le câblage neuronal, elle-même constituée de cellules gliales bien plus nombreuses que les neurones. Le cerveau contient aussi le cortex, la substance blanche, des ventricules, des noyaux centraux...

Comprendre cet organe, c'est se donner les moyens de soulager, de maîtriser ou même de guérir les maladies neurologiques (Alzheimer, Parkinson, sclérose en plaques, épilepsie...) et les pathologies psychiatriques (dépression, autisme, schizophrénie...). À cet égard, ses spécialistes, chercheurs ou médecins, pavent la voie pour une humanité qui vivra mieux. En effet, le jour où nous maîtriserons les cancers, les maladies psychiatriques seront toujours présentes, et les troubles neurodégénératifs exploseront. En médecine, quand on abat un ennemi, un autre surgit. La gucrre n'est jamais gagnée, mais elle doit toujours se poursuivre avec les meilleures armes : la science, les technologies, la liberté, l'expérience, l'argent, l'industrie.

Euthanasier les maladies neurodégénératives

La guerre contre les maladies neurologiques et neurodégénératives est lancée. Contre Parkinson, dont on sait qu'elle est liée à la destruction de certains neurones ; contre l'épilepsie, due à un emballement de l'influx nerveux responsable de la transmission neuronale ; contre la sclérose en plaques, caractérisée par la destruction de la myéline ; contre les troubles moteurs, la sclérose latérale amyotrophique et Alzheimer, une maladie qui inquiète souvent plus que la mort elle-même. Je me rappelle, pendant le confinement de mars-avril 2020, une conversation avec Erik Orsenna. Nous envisagions de nous revoir assez rapidement pour discuter économie, écologie, mondialisation, politique… Je lui enjoignais de se protéger. Il me répondit avec sa vivacité coutumière : « Je préfère mourir du coronavirus que d'Alzheimer. »

En France, près de 1 million de personnes sont atteintes de la maladie d'Alzheimer. Elles sont plus de 30 millions dans le monde. C'est un drame, une « bonne nouvelle » et un défi. C'est un drame qui va au-delà des souffrances endurées par les personnes touchées. Trois millions de gens se trouvent en réalité concernés dans notre pays. Les « aidants » consacrent souvent 35 heures par semaine à leur proche malade. Épuisés, ils éprouvent des difficultés à poursuivre normalement leur vie professionnelle. Mais c'est aussi une « bonne nouvelle » dans la mesure où l'« épidémie » d'Alzheimer tient avant tout au fait qu'on meurt de moins en moins d'autre chose. Ainsi va l'histoire de la santé. En France, l'espérance de vie à la naissance a atteint 82 ans. Comme je l'ai déjà dit, gagner la guerre contre le cancer ferait passer l'espérance de vie à la naissance à 85 ans environ, et faire disparaître les maladies du cœur l'élèverait vers 97 ans. Ces avancées probables vont générer une explosion de l'incidence des maladies neurodégénératives, en particulier d'Alzheimer, dont les symptômes apparaissent en général après 70 ans. Ces pathologies constituent un immense marché pour les laboratoires pharmaceutiques. La science progresse, les intérêts économiques guident l'argent vers la recherche : nous pouvons être raisonnablement optimistes sur l'issue de cette nouvelle bataille.

Histoire de l'étude du cerveau

Les prémices

Les progrès fabuleux de l'imagerie médicale, au croisement du numérique et de l'intelligence artificielle, entraînent des avancées formidables dans l'étude du cerveau. Les pathologies cérébrales, y compris celles qualifiées de « psychiatriques », en bénéficient, à tel point qu'on distingue de moins en moins les maladies « organiques » des maladies « mentales ». L'imagerie médicalise la psychiatrie en considérant le cerveau comme un organe à part entière. Celui-ci produit de la pensée. Des idées destructrices, à l'instar de celles qui mènent aux dépressions, doivent pouvoir être vues comme un avatar d'une pathologie qui n'est pas fondamentalement différente de ce qu'on appelait jusqu'alors et improprement une « maladie du corps ».

La neurologie contemporaine n'est pas ultramatérialiste au sens où elle se limiterait à observer le cerveau et à prescrire des médicaments. Elle embrasse une vision holistique du cerveau et s'appuie sur la biologie, la psychologie, la sociologie. Pour une dépression, elle peut utiliser non seulement médecine douce, hypnose, relaxation mais aussi médecine chimique. Pour prévenir un Alzheimer, on préconise une forte stimulation intellectuelle. Le progrès tient dans les méthodes expérimentales et dans les évolutions de l'imagerie qui, par exemple, permettent d'observer les mutations cérébrales induites par l'hypnose. La technologie la plus pointue peut conduire à revaloriser des pratiques ancestrales.

Le professeur de psychiatrie et de neurosciences André Parent rappelle que les hommes préhistoriques perçaient le crâne de certains individus pour laisser s'échapper de leur corps des esprits maléfiques[1]. Mais, comme pour les autres spécialités médicales, c'est seulement à partir d'Hippocrate, puis Galien, que le cerveau fait l'objet d'une analyse rationaliste. Ils avaient compris que cet organe était le siège de la sensibilité et de l'intelligence. Le médecin grec évoquait déjà au siècle de Périclès la dépression : « Si crainte et tristesse durent longtemps, un tel état est mélancolique[2]. »

Les avancées de l'anatomie à la Renaissance concernent aussi le cerveau. Ses différentes parties sont représen-

---

[1] André Parent, *Histoire du cerveau. De l'Antiquité aux neurosciences*, PUL, 2009.
[2] Hippocrate, *Aphorismes*, livre IV, éd. Littré.

tées dans le *De humani corporis fabrica* d'André Vésale, grand anatomiste bruxellois né en 1514. Mais jusqu'au XVIIe siècle, l'étude de cet organe se trouve entravée par les croyances religieuses : il est illusoire et illégitime de vouloir comprendre le « siège de l'âme ». Néanmoins, le médecin anglais Thomas Willis élabore dans son *De anima brutorum* de 1672 un argument qui fait avancer la science du cerveau sans renier la religion. Il distingue deux âmes. La première relève donc de la religion : immatérielle, elle peut, éventuellement, être analysée par les philosophes. La seconde est l'âme matérielle, qu'il appelle « âme brute », qui siège dans le sang, les nerfs et le cerveau, et au sein de laquelle peuvent se développer des pathologies comme la dépression. Il est légitime de l'étudier en utilisant une démarche scientifique. Dès lors, les théories sur le fonctionnement du cerveau vont se multiplier, certaines nous semblant aujourd'hui fantaisistes. C'est par exemple le cas de la phrénologie, qui fut à la mode jusqu'à la fin du XIXe siècle. Elle supposait que la forme des bosses du crâne indiquait le caractère et les facultés intellectuelles.

L'intérêt pour les neurosciences franchit un cap à partir de 1848 quand une barre à mine traversa le crâne de l'ouvrier américain Phineas Gage. Cette anecdote historique est très connue. En septembre de cette année-là, Phineas Gage travaillait sur un chantier de ligne ferroviaire dans le Vermont. À la suite d'une explosion, la fameuse barre à mine, bien que perçant son cerveau, laissa Gage en vie. Il perdit l'usage de son œil gauche (ce dont témoignent deux daguerréotypes), mais ne fut affecté d'aucune paralysie. Cependant, cette blessure gravissime changea son comportement. Jusqu'alors intelligent, précis et affable, Gage devint instable et asocial. Sa vie professionnelle devint erratique. De cet épisode date l'idée que le caractère, ou ce que les croyants nomment l'âme, entretient un lien avec la biologie.

Grâce aux microscopes puis au numérique, l'observation du cerveau a permis de découvrir les neurones et le fonctionnement respectif de chacune des zones de cet organe, ce qui a facilité la mise au point de nouveaux traitements. Les premiers antidépresseurs sont apparus dans les années 1950. Ils font aujourd'hui partie d'une classe de médicaments très consommés, jusqu'à susciter de l'inquiétude. D'après les données de l'OCDE, leur utilisation augmente rapidement partout dans le monde mais, contrairement à une idée reçue, ce ne sont pas les Français qui en prennent le plus. Les Espagnols, les Canadiens ou les Britanniques sont loin devant nous.

La psychanalyse

L'émergence de la psychanalyse, confortée par la clinique freudienne aujourd'hui sottement remise en cause par un effet de mode, a eu dans la première partie du XXe siècle des conséquences extraordinairement positives, à la fois sur le fonctionnement de nos sociétés et sur la médecine. La psychanalyse a levé des tabous qui empoisonnaient la vie des plus jeunes qui, jusqu'au xxe siècle, pouvaient rarement mener leur sexualité sans culpabilité[1]. Elle a permis d'approfondir les liens entre maladies psychiatriques et maladies « classiques » du corps tels qu'ils sont parfois décrits dans la littérature. Ainsi dans le magnifique *Mars* de Fritz Zorn, initialement publié en 1976. Zorn, de son vrai nom Angst (« peur »), est atteint d'un lymphome dont il fait porter la responsabilité à son éducation zurichoise et aux multiples refoulements psychologiques qu'elle implique, notamment l'interdiction de parler de sexe et de religion, c'est-à-dire, selon Zorn, les sujets les plus intéressants. Cette éducation est caractérisée par son conformisme : il ne faut ni déranger les autres, ni se faire remarquer. Zorn raconte que les bourgeois zurichois appellent la police s'ils entendent quelqu'un jouer de la guitare dans la rue à l'heure de la sieste. Il décrit sa tumeur au cou comme « des larmes rentrées », une tristesse intériorisée qui exerce une pression trop forte dans un corps qui se révolte. Le livre commence par ces phrases qui tonnent :

« Je suis jeune et riche et cultivé ; et je suis malheureux, névrosé et seul. Je descends d'une des meilleures familles de la rive droite du lac de Zurich, qu'on appelle aussi la Rive dorée. J'ai eu une éducation bourgeoise et j'ai été sage toute ma vie. Ma famille est passablement dégéné-

---

[1] Ce que raconte Stefan Zweig dans son hagiographie de Freud. Stefan Zweig, *Sigmund Freud. La guérison par l'esprit*, Le Livre de poche, 2010.

rée, c'est pourquoi j'ai sans doute une lourde hérédité et je suis abîmé par mon milieu. Naturellement, j'ai aussi le cancer, ce qui va de soi si l'on en juge d'après ce que je viens de dire. »

L'existence de la psychosomatisation est contestée. Mais nul doute que ce sujet va s'éclaircir avec les avancées de la recherche.

La forte prévalence des maladies psychiatriques

Bien que Freud ait contribué à rationaliser l'approche des troubles mentaux, la psychanalyse souffre d'une image inégale. Beaucoup s'accordent sur la justesse du fameux aphorisme de Chamfort : « Mon Dieu, préservez-moi des douleurs physiques. Je m'arrangerai avec les douleurs morales. » De fait, être triste parce qu'on aime une personne qui ne nous aime pas, ou parce que l'on a perdu un être proche, constitue une douleur morale contre laquelle la psychanalyse ne peut et ne doit pas lutter. La tristesse et le désespoir ne sont pas pathologiques. De même que l'incapacité à trouver un sens à sa vie. En revanche, les troubles mentaux sévères et « sans raison apparente » peuvent être considérés comme des maladies. Comme le suggérait Freud, la psychiatrie est beaucoup question de degrés.

Selon les données de Our World in Data[1], près de 11 % de la population mondiale (800 millions de personnes) souffre de troubles mentaux définis selon les critères de l'Organisation mondiale de la santé, incluant des maladies comme la dépression, l'anxiété chronique, la bipolarité, les troubles alimentaires ou la schizophrénie. Les pathologies les plus courantes sont l'anxiété chronique, qui affecte près de 4 % de la population mondiale, et la dépression (3,5 %). Le confinement de 2020, pratiqué dans de nombreux pays, semble avoir augmenté de façon notable le taux de maladies mentales pour deux raisons. D'une part, certaines personnes psychologiquement fragilisées avant la crise du coronavirus ont « basculé » avec cet enfermement forcé, surtout à cause de la diminution des relations sociales, voire de l'isolement. D'autre part, le confinement a pu créer en lui-même des troubles anxieux qui, souvent, ne sont révélés qu'*a posteriori*. De fait, plusieurs semaines après le déconfinement, de nombreux hôpitaux ont signalé une forte montée des arrivées aux urgences psychiatriques.

Les maladies psychiatriques ont toujours existé, mais elles ont été niées. La triade freudienne « fixation – régression – refoulement » n'est pas un produit du capitalisme, comme ont voulu nous le faire croire les freudo-marxistes, pour qui la suppression des conflits de classes grâce à l'instauration du communisme devait faire disparaître les

[1] Our World in Data est un centre de recherche statistique basé à l'université d'Oxford. Il permet de mesurer le progrès humain dans l'éducation, les libertés, la sécurité, la santé...

troubles mentaux. Pour ce courant de pensée, le maoïsme devait vider les hôpitaux psychiatriques[1]. On peut étudier sur Our World in Data une mise en perspective géographique et historique des maladies mentales. Il s'avère, d'une part, que la prévalence de ces troubles est indépendante de la croissance économique. D'autre part, il n'y a pas de lien entre le niveau de liberté économique et les troubles mentaux. La dépression existe dans les pays capitalistes, dans les démocraties libérales et dans les régimes socialistes. Aucun système économique et social n'a le monopole des maladies psychiatriques. Tous en génèrent selon les conditions du moment. Ainsi, en 2016, 17,6 % de la population souffrait de ce type de troubles au Royaume-Uni, 18,5 % en France, 19,9 % en Iran et 22,1 % au Groenland, des pays avec des cultures et des arrangements institutionnels très différents. Pendant longtemps, les psychiatres ont considéré que les habitants des pays pauvres ne connaissaient pas de pathologies mentales de la même nature que celles des pays riches. Il était admis que leurs problèmes d'anxiété n'étaient pas endogènes mais causés par la pauvreté, elle-même consécutive à l'oppression coloniale. En revanche, leur mode de vie communautaire, éloigné du poids du capitalisme occidental, les protégeait de la dépression chronique. Cette appréciation des choses était cohérente avec l'idée d'Émile Durkheim selon laquelle « la misère protège ». Le sociologue voulait dire que les pauvres vivaient, en bas

[1] Rien ne montre que la santé mentale des Chinois se soit améliorée sous Mao, qui considérait la psychiatrie comme une discipline bourgeoise décadente.

de l'échelle sociale, de manière plus collective, alors que les riches étaient plus susceptibles d'être frappés par l'oisiveté, la solitude et l'angoisse existentielle. Sans colonisation, les maladies psychiatriques ne devaient simplement pas exister dans les sociétés traditionnelles. Des travaux récents sont venus infirmer cette idée saugrenue[1]. La dépression est une expérience humaine universelle, dont le lien avec l'environnement culturel est difficile à établir. Et non seulement les habitants des pays les plus pauvres n'en sont pas protégés, mais ils sont aussi plus exposés aux conséquences des troubles psychiatriques que les autres, en raison de l'absence de structures médicales spécialisées dans ces problèmes. Les pathologies mentales sont liées à l'interaction entre notre génome, notre appareil cérébral, notre environnement (économique et social notamment), notre histoire et notre situation personnelle. Elles peuvent frapper tous les individus dans tous les types de sociétés, à des degrés divers, du bénin (nous connaissons tous des moments de mélancolie, parfois même de dépression) au gravissime, comme aujourd'hui chez les classes moyennes « basses » américaines.

À l'extrême, les troubles psychiatriques peuvent mener au suicide[2]. D'après Our World in Data, 1,5 % des morts

---

1 Tina Rosenberg, « Busting the myth that depression doesn't affect people in poor countries », *The Guardian*, 30 avril 2019.

2 Les spécialistes de la prévention des suicides identifient les personnes « à risque » avec l'acronyme SAD PERSONS. S : Sexe masculin ; A : âge plutôt jeune ou supérieur à 44-45 ans ; D : dépression ; P : précédente tentative de suicide ; E : excès d'alcool ou de drogues ; R : perte de pensée rationnelle ; S : manque de soutien social ; O : plan organisé ; N : *no couple* (vivant seul) ; S : maladie somatique.

dans le monde sont des suicides, soit 800 000 personnes. C'est deux fois plus que les homicides et la deuxième cause de mortalité chez les jeunes (même si le taux de suicide est le plus élevé chez les personnes âgées). Les disparités géographiques sont accentuées. En Corée du Sud, 5 % des morts le sont par suicide. C'est dix fois plus qu'en Grèce. Ces chiffres sont cependant difficiles à calculer, car le suicide fait parfois l'objet d'une réprobation sociale, notamment dans certaines cultures très religieuses, où les rapports d'autopsie peuvent ne pas le mentionner. Il peut être caché par les familles.

J'ai fait état, au début de cet ouvrage, des travaux d'Anne Case et d'Angus Deaton, qui montrent l'augmentation des suicides chez les Blancs américains peu diplômés, victimes de la robotisation et de la désindustrialisation. Cette étude a été largement médiatisée. Néanmoins, les journalistes sont réticents à l'idée d'évoquer ce thème, pour des raisons compréhensibles. Le suicide semble être assez contagieux, selon l'« effet Werther ». Le nom de ce phénomène a pour origine le titre du roman de Goethe[1], dans lequel le héros met fin à ses jours, roman dont la publication a été suivie par une vague de suicides par arme à feu. On pourrait aussi parler d'effet « Kurt Cobain » ou « *13 Reasons Why* » : Netflix a ainsi dû couper quelques scènes de sa série à succès et insérer un avertissement enjoignant aux jeunes psychologiquement fragiles de ne pas la regarder.

---

[1] *Les Souffrances du jeune Werther* est le premier roman de Goethe, paru en 1774 et remanié en 1787.

Les troubles psychiatriques font plus souffrir que les maladies physiques

Dans leur ouvrage *The Origins of Happiness*, Andrew E. Clark, Sarah Flèche, Richard Layard, Nattavudh Powdthavee et George Ward font la synthèse des facteurs qui expliquent le mieux les variations de la satisfaction de vie telle qu'elle est ressentie par les individus[1]. La santé mentale arrive largement en première position, suivie du fait de vivre en couple ou d'être célibataire, d'être employé ou chômeur et de gagner beaucoup d'argent ou non. La santé physique arrive seulement en cinquième position. Des études réalisées sur les enfants confortent ce résultat : la santé émotionnelle arrive en effet en tête des items qui prédisent le mieux leur bien-être une fois adultes. Il est aussi démontré que la dépression et l'anxiété ont une responsabilité majeure dans la pauvreté.

On peut classer les maladies en trois groupes : les handicaps physiques (après un accident, par exemple), les pathologies évolutives et les troubles psychiatriques. L'impact sur la satisfaction de vie de la survenue des handicaps physiques est transitoire. L'humain fait preuve

[1] Andrew E. Clark, Sarah Flèche, Richard Layard, Nattavudh Powdthavee et George Ward, *The Origins of Happiness. The Science of Well-Being over the Life Course*, Princeton University Press, 2018. On retrouve des résultats similaires dans l'immense étude *Harvard Study of Adult Development* (https://www.adultdevelopmentstudy.org/).

d'une capacité d'adaptation extraordinaire. Perdre l'usage d'un membre est une catastrophe, mais les personnes trouvent des stratégies qui leur permettent de vivre. Les Jeux paralympiques illustrent avec éclat cette force de résilience. On peut, malgré un lourd handicap, conduire des projets, réaliser de grandes choses et mener une vie épanouie. Associées à des traitements parfois pénibles, des risques de rechute et une anxiété plus ou moins importante, les pathologies évolutives ont un impact plus négatif sur le bien-être dans la mesure où, par définition, elles ne sont pas ponctuelles. Mais ce sont les maladies psychiatriques qui affectent le plus la joie de vivre. Elles sont pourtant peu prises en compte par les politiques publiques.

La lutte contre les troubles psychiatriques, parent pauvre de la santé publique

La définition extensive de la santé par l'OMS a été, comme je l'ai déjà souligné, souvent moquée parce qu'elle donne le sentiment que l'organisation en demande trop aux gouvernements comme aux individus. Il faut pourtant la prendre au sérieux, car elle correspond à une direction vers laquelle il faut tendre. Elle présente l'avantage de ne pas limiter la santé à l'absence de symptômes physiques. Quand Nietzsche évoque la « grande santé », il ne pense pas à sa santé physique, au demeurant très dégradée.

Ses atroces céphalées, entre autres, l'ont empoisonné jusqu'à sa mort. La grande santé nietzschéenne préfigure Freud en ce sens qu'elle considère que le cerveau humain est un champ de bataille sur lequel s'affrontent spontanément des pensées négatives et positives. Elle n'élimine pas les pensées réactives, ces passions tristes et destructrices, mais les dompte pour aboutir à ce que Nietzsche appelle aussi « le grand style ». La douleur physique peut exister. Il ne s'agit pas, pour lui, de la refouler, mais de l'accepter et même d'en faire une condition de la pensée libre. La grande santé est avant tout psychologique. Je ne résiste pas au plaisir de citer ici la prose fulgurante du philosophe : « Nous autres hommes nouveaux, innommés, difficiles à comprendre, précurseurs d'un avenir encore non démontré – nous avons besoin, pour une fin nouvelle, d'un moyen nouveau, je veux dire d'une nouvelle santé, d'une santé plus vigoureuse, plus aiguë, plus endurante, plus intrépide et plus joyeuse que ne le fut jusqu'à présent toute santé[1]. »

Il reste de ce point de vue beaucoup à faire, car les maladies mentales restent le parent pauvre des systèmes de santé. Dans les pays développés, elles absorbent seulement 10 % des dépenses de santé. Le nombre d'hôpitaux psychiatriques a beaucoup baissé à partir des années 1980. Aujourd'hui, aux États-Unis comme en France, l'état des soins psychiatriques est très en deçà des besoins. L'offre est insuffisante

---

[1] Friedrich Nietzsche, *Le Gai Savoir*, dans les *Œuvres* éditées par Robert Laffont en 1993 (traduction française des textes du professeur Pütz).

quantitativement et qualitativement. Aux États-Unis, et en particulier en Californie, les voyageurs sont saisis par le nombre de *homeless* déficients mentaux abandonnés dans les rues au lieu d'être conduits dans des hébergements adéquats. Le manque de prise en compte des pathologies mentales pèse sur les jeunes. En effet, la distribution par âge des troubles psychiatriques diffère complètement de celle des maladies physiques. Alors que la prévalence des secondes augmente avec l'âge, celle des premières atteint un pic entre 15 et 30 ans, puis entame une décroissance, avant une légère remontée à partir de 50 ans.

La santé mentale a fait les frais de la régulation centralisée des dépenses de santé dans de nombreux pays, par des mesures bureaucratiques qui prennent mal en compte l'évolution des besoins. Il a été jugé qu'investir dans la santé physique était plus efficient sur deux points : les dépenses la concernant ont des conséquences mesurables sur l'espérance de vie à la naissance ; l'effet des dispositifs médicaux et des médicaments agissant sur elle fait l'objet de nombreuses études, ce qui n'a pas été le cas jusqu'à un passé récent de pratiques comme l'hypnose ou la méditation par exemple. Pour toutes ces raisons, l'impact des maladies psychiatriques est largement sous-estimé.

La coupable déconsidération de la psychiatrie

On ne rappellera jamais suffisamment le rôle négatif joué par les thèses de Michel Foucault à partir de son travail doctoral sur la folie publié dans les années 1950, et réédité avec succès en 1972 sous le titre *Histoire de la folie à l'âge classique*, qui ont eu et continuent (malheureusement) d'avoir une grande influence dans le monde intellectuel et politique. Pour Foucault, la montée du rationalisme cartésien au XVIIe siècle va se traduire par l'ostracisation et l'enfermement des « fous », communément appelés alors « idiots du village ». En effet, pour Foucault, à partir de Descartes, le « fou » est différent des humains « rationnels », il désigne celui qui transgresse la norme, entre en résistance contre elle. Il convient donc pour la société « bourgeoise » de l'éloigner et de l'interner. En réalité, comme l'ont montré Luc Ferry, et Gladys Swain et Marcel Gauchet, les ouvertures d'asiles psychiatriques et l'enfermement des « fous » ne progressent fortement qu'à partir du XIXe siècle, non pas par seule volonté d'enfermement et de discrimination, mais pour soigner, fût-ce en brutalisant[1]. Souligner que les asiles du XIXe siècle ressemblaient à des prisons maltraitantes est une observation légitime. Encore aujourd'hui, les conditions d'accueil

[1] Luc Ferry et Alain Renaut, *La Pensée 68*, Gallimard, Folio, 1988. Gladys Swain, *Dialogue avec l'insensé*, précédé de Marcel Gauchet, *À la recherche d'une autre histoire de la folie*, Gallimard, 1994.

dans certains hôpitaux sont infantilisantes. Prétendre, en revanche, comme le fait Foucault, que les asiles et les écoles sont, comme les prisons et les casernes, des lieux créés dans le but d'enfermer les individus « différents », pour les éloigner de la société et protéger la modernité et le capitalisme, est radicalement faux. Les asiles se multiplient à l'âge démocratique car on pense, justement, qu'il faut médicaliser la folie, c'est-à-dire la traiter. Comme le dit Ferry, l'idiot du village vivait physiquement au cœur de la société féodale parce qu'il était considéré comme différent. C'est à partir du moment où il est vu comme un égal qu'il est placé dans des établissements spécialisés. L'idée de l'asile comme superstructure d'un capitalisme qui veut se protéger est dangereuse, car elle aboutit à disqualifier structurellement les soins psychiatriques et non à les corriger.

Le mouvement de l'antipsychiatrie initié par David Cooper en 1967 dans son ouvrage *Psychiatrie et antipsychiatrie* a également contribué à dévaloriser les efforts réalisés pour mieux prendre en compte et soigner la santé mentale avec, de la même manière que chez Foucault, un anticapitalisme atavique qui tient lieu de réflexion[1]. Pour les antipsychiatres, en effet, il convient de lutter contre toutes les formes d'enfermement, assimilées à des violences sociales organisées par les bourgeois contre les prolétaires. L'asile comme l'institution médicale sont des pouvoirs à combattre. Selon ce courant, il n'existe

[1] Édition française : David Cooper, *Psychiatrie et antipsychiatrie*, Le Seuil, 1970.

plus de pathologies mentales, uniquement des différences qu'il faut valoriser dans une société non capitaliste. Les personnes qui souffrent des pathologies mentales ne sont plus des « malades » mais des « individus psychiatrisés » (sous-entendu par la société capitaliste), qu'il faut placer dans des communautés autogérées.

Les thèses de Foucault, des antipsychiatres et des freudo-marxistes ont convergé pour déconsidérer la psychiatrie et la notion de maladie mentale. Pour eux, ce n'est pas l'individu qui est malade, mais la société capitaliste encadrée par des normes bourgeoises[1]. Ces billevesées, complaisamment reprises par les intellectuels de gauche français qui essaient obstinément d'avoir tort sur tout, ont fait perdre un temps précieux à la psychiatrie, discipline médicale extrêmement complexe. Elle nécessite des infrastructures et des personnels soignants spécialisés. Elle a souffert, de la part de la droite, de coupes budgétaires centralisées aveugles, qui trouvent leur légitimité dans les arguments délirants de la gauche.

[1] On peut d'ailleurs ajouter qu'il y a une certaine ironie dans cette théorie, qui nie la maladie mentale dans le système capitaliste, mais reste muette sur l'internement des critiques du régime dans les sociétés communistes. À cet égard, les livres de Vladimir Boukovski, qui a lui-même été interné parce qu'il récitait de la poésie en public en URSS, sont déchirants. Il faut néanmoins reconnaître que, devant ces atrocités, Foucault finit par quitter le parti communiste.

L'innovation contemporaine en psychiatrie

La demande de soins psychiatriques augmente, car la parole ne cesse de se libérer dans une société démocratique et libérale. On admet aujourd'hui que les dépressions, les psychoses, la bipolarité, la schizophrénie, les troubles obsessionnels ou de l'alimentation… sont des maladies qu'il faut considérer et soigner comme telles, au même titre que des pathologies neurologiques. Comme Freud a été le premier à le montrer, ces dysfonctionnements se trouvent en chacun d'entre nous, et peuvent s'enflammer à tout moment. Contrairement à ce que pensait Foucault, le « fou » n'est pas l'autre, mais c'était peut-être nous hier, et ce sera possiblement nous demain. Rattraper le retard dans le traitement de ces maladies est un défi immense. En outre, les traiter ne se limite pas à la prise de médicaments. La technologie joue à cet égard un rôle crucial. Peut-être certains d'entre vous ont-ils déjà vu à la télévision, ou dans des salons consacrés à l'innovation, d'adorables robots qui communiquent avec de jeunes autistes. Ces machines, au confluent de la robotique et de l'intelligence artificielle, échangent avec eux non pas mieux que les humains, mais différemment. Les robots sont d'un grand intérêt parce qu'ils possèdent des qualités et des défauts que nous n'avons pas. Ils ne s'agacent pas, sont prévisibles, leur spectre vocal varie peu… Ils sont, d'une certaine manière, rassurants et font donc partie des outils qui aident ces enfants à entrer en communication avec le monde.

L'innovation en santé mentale utilise de nombreuses technologies. La génétique permet de mettre au point des soins personnalisés. La médecine à distance autorise une relation suivie avec un thérapeute, notamment en cas d'urgence. La réalité virtuelle traite déjà efficacement des phobies comme la peur du vide ou la claustrophobie. Des laboratoires pharmaceutiques développent des antidépresseurs à résultats ultrarapides (moins de 24 heures). L'imagerie repère des désordres mentaux, comme la schizophrénie, en amont des signes cliniques spectaculaires[1]. Grâce à elle, on peut aussi étudier scientifiquement les effets positifs sur les patients de la méditation ou de l'hypnose. Ces pratiques, longtemps considérées comme des palliatifs vaguement relaxants, ont intégré la panoplie thérapeutique standard, car leur efficacité peut être précisément mesurée.

Vers l'augmentation cérébrale et le transhumanisme

La conception « augmentative » du transhumanisme nous promet non seulement la fin de maladies neuro-

[1] On a longtemps pensé que l'imagerie cérébrale pouvait seulement identifier des maladies neurologiques. En réalité, elle décèle aussi des troubles psychiatriques, même si ceux-ci sont plus difficiles à repérer parce que les lésions sont plus discrètes.

dégénératives, mais la possibilité d'accroître nos capacités cérébrales par l'implantation de neurones artificiels. Ces deux idées font l'objet d'un continuum. En effet, dans les recherches scientifiques médicales les plus modernes, on guérit et on augmente d'un même mouvement, comme si on soignait une myopie en greffant un œil bionique. C'est la philosophie de la société Neuralink, cofondée en 2016 par Elon Musk. L'entreprise développe des composants électroniques nanoscopiques qui peuvent être introduits dans le cerveau pour corriger des dysfonctionnements cérébraux (comme la maladie de Parkinson ou certains problèmes de surdité), augmenter la mémoire ou faire communiquer directement un cerveau humain et une intelligence artificielle. Ce dernier point est particulièrement ambitieux, mais ses applications médicales sont colossales, puisqu'elles amèneraient une personne ayant perdu des fonctions motrices après un accident à diriger par la pensée une prothèse. La technique conçue par Neuralink consiste pour l'heure à connecter un ordinateur à des nanopuces implantées dans le cerveau.

La philosophie transhumaniste prend dans ce projet une forme concrète : la symbiose homme-machine soigne, augmente et, de fait, aboutit à l'émergence d'un « homme augmenté ». C'est peu dire que cette conception de l'humain pose des problèmes éthiques redoutables : qui pourra acheter des implants cérébraux ? La capacité à s'augmenter sera-t-elle la cause d'une explosion des inégalités de quotient intellectuel et donc de revenus, comme le prédit le chirurgien Laurent Alexandre[1]? Ces avancées technologiques ne doivent cependant pas être dramatisées. Le réflexe atavique de nos sociétés consiste souvent à les condamner au prétexte flou qu'elles changeraient la nature de l'homme. C'est passer outre le fait que l'homme est un être d'artifice qui, depuis des milliers d'années, s'habille, se maquille, se tatoue, fait appel à la chirurgie esthétique. Il s'éduque et se cultive, ce qui est une façon de modifier son fonctionnement cérébral, puisqu'il est désormais prouvé que l'exercice intellectuel, y compris la lecture, le voyage, l'apprentissage d'une langue étrangère ou d'un instrument de musique, modifie biologiquement notre cerveau. Si l'homme a un destin, il est d'évoluer et de progresser. À cet égard, le transhumanisme marque un changement de rythme, mais pas de trajectoire. Il ne constitue pas forcément une rupture anthropologique : l'homme est en soi un être antinaturel, puisqu'il utilise le vivant comme objet. Ses pratiques médicales en ont toujours témoigné.

Le transhumanisme est souvent moqué ou dénoncé. Ces deux postures me semblent infondées. Les exosquelettes, les nanorobots et les implants cérébraux existent, c'est un fait. Il ne s'agit pas de science-fiction, mais de recherche et développement. Déjà au XIXe siècle, d'aucuns raillaient le stéthoscope, censé introduire un « mur » entre le médecin et son patient. Ces technologies ne doivent pas être dénoncées par réflexe. Le transhumanisme est un projet inspiré par les Lumières,

---

[1] Laurent Alexandre, *La Guerre des intelligences*, JC Lattès, 2017.

qui vise à « améliorer » le corps humain pour l'émanciper des contraintes naturelles pesant sur lui. Les arguments philosophiques antitranshumanistes sont souvent facilement réfutables. Dans une société libérale, on peut utiliser sa liberté jusqu'au point où l'on réduit celle des autres. Les pratiques médicales augmentatives, si jamais elles sont aisément séparables des traitements curatifs (ce qui est loin d'être toujours le cas), ne posent à cet égard pas de problème vraiment nouveau. Certes, elles exacerbent la question des inégalités d'accès à la santé, mais ce défi n'est pas récent.

Chapitre 7

Cibus sanitas : l'aliment médecin

Plus notre société se soucie de la santé, plus elle fait attention à ce qu'elle mange, à tel point que la nutrition et l'alimentation sont devenues des sciences à part entière. L'alimentation a toujours entretenu des liens étroits avec la santé. Très tôt, les humains ont compris que ce qu'ils ingéraient l'influençait.

L'alimentation et la santé

Nos ancêtres préhistoriques utilisaient des végétaux pour soulager certaines douleurs. Les hommes du paléolithique savaient faire le tri entre les plantes létales, comestibles et médicinales. Pendant longtemps, les seuls médicaments disponibles étaient des aliments. Et pendant longtemps, les humains n'ont pu absorber assez de calories pour vivre en bonne santé. La science et la politique, aujourd'hui, livrent trois combats : que chacun mange suffisamment ; que notre nourriture soit diversifiée et pas trop riche ; qu'elle protège le plus possible notre santé et notre environnement. Jamais nous n'avons autant exigé d'elle. C'est pour cette raison que nous devons réfléchir aux questions alimentaires avec un esprit scientifique.

L'économiste Robert Fogel a soutenu que l'espérance de vie a décollé quand les humains ont disposé de revenus suffisants pour absorber les calories nécessaires à leur survie. En effet, avant le XXe siècle, de nombreux individus, de tous les âges, demeuraient rivés dans des « trappes nutritionnelles » : leur état de pauvreté endémique les empêchait de s'alimenter correctement. Ceux qui étaient en âge de travailler n'en avaient pas l'énergie et restaient désespérément pauvres. Les travaux d'Angus Deaton ont relativisé ceux de Fogel : l'économie n'explique pas tout. Les progrès de la médecine ont apporté la principale contribution à la montée de l'espérance de vie et, en retour, ont favorisé la croissance économique. Il n'empêche que mal manger ou mal boire signifie la plupart du temps tomber malade, et c'est souvent une question de pauvreté. La nourriture doit être suffisante, bien conservée, sans mauvaises bactéries et diversifiée. Il n'en faut ni trop, ni pas assez. Déjà, la médecine grecque soulignait les bienfaits d'une alimentation point trop riche, agrémentée d'une quantité raisonnable de vin. La tempérance est depuis l'Antiquité une vertu cardinale. Ce précepte fut suivi au Moyen Âge et à la Renaissance, jusqu'à ce que, malheureusement pour la santé publique, l'embonpoint devienne le symbole de la réussite de la société de consommation naissante du XIXe siècle. Le bourgeois se devait de montrer un physique gros et gras, reflétant son opulence et son influence. C'était cela, « bien se porter ».

Longtemps, les épices ont fait office de bons médicaments. Ce n'était pas toujours injustifié, mais souvent exagéré. L'historien Georges Vigarello rapporte plusieurs exemples de saillies extrapolant quelques-unes de leurs vertus[1]. Ainsi le frère Barthélemy l'Anglais écrit-il au milieu du XIIIe siècle : « Le poivre fait éternuer et purge le cerveau des superfluités fleumatiques et mange la mauvaise chair et nettoie les membres spirituels des superfluités roides et glueuses » ; ou encore : « L'ail divise les grasses humeurs et les déjette. » Le sel a, quant à lui, « vertu à degaster et à nectoyer les humeurs qui sont pourries ». On reconnaît par ailleurs la persistance des théories d'Hippocrate. Dans la plupart des traités médicaux, on trouve l'idée que plus l'épice est forte en goût, plus actif est son effet sur la santé. En témoigne le gingembre, un aphrodisiaque notoirement efficace. Les vins sont souvent parés des mêmes avantages que les épices, comme l'illustrent ces vers de François Villon, encore cités par Vigarello : « Boire hypocras à jour et à nuitée / Rire, jouer, mignonner et baiser / Et nu à nu, pour mieux les corps s'aiser. » Pour l'homme médiéval, l'alcool qui réchauffe n'est pas si néfaste. Ne parle-t-on pas d'« eau-de-vie » ?

[1] Georges Vigarello, *op. cit.*

Considérées comme des mets précieux, les épices étaient cuisinées toutes fenêtres fermées, afin qu'aucun courant d'air ne fasse disparaître ces fortunes alimentaires. Des entrepôts bordaient le Grand Canal à Venise, prêts à accueillir l'or, l'argent, les épices, la soie venus d'Asie, et à les voir repartir vers le nord. Le nombre d'intermédiaires était tel, et le voyage si long et risqué, que les épices s'y vendaient 40 fois leur prix d'achat en Asie[1]. Trop chères pour la plupart des gens, on les remplaçait par de l'ail ou de l'oignon. À partir de la fin du Moyen Âge, leur commerce a contribué à l'émergence d'une véritable « économie-monde ». Après le tour du monde de Magellan, les épices ont emprunté de nouvelles routes, passant par l'Inde, la Chine ou la mer Rouge.

La peur alimentaire

La liberté et la coopération ont toujours tiré l'humanité de ses mauvaises passes : effondrement écologique ou trappes nutritionnelles. Pourtant, la défiance quant à notre capacité collective à agir sur ces sujets atteint des sommets. La « nostalgie alimentaire » fait recette. Pour attirer l'attention de l'opinion publique (et recevoir son approbation), rien de mieux qu'un article ou un livre sur la « malbouffe », qui a perdu les saveurs d'antan et pourrait bien nous mener à la tombe.

[1] *Ibid.*

Concernant l'alimentation, deux idées dominent le débat. Premièrement, l'ensemble de la chaîne agro-alimentaire, de l'agriculteur au supermarché, maximise ses profits au détriment de la qualité de la nourriture, voire de notre santé ; deuxièmement, l'augmentation de la population mondiale amène les agriculteurs à utiliser des innovations comme les OGM (organismes génétiquement modifiés), qui seraient néfastes pour les humains. J'ai même, un jour, sur une radio sérieuse, entendu parler d'une alliance entre les entreprises agro-alimentaires et les laboratoires pharmaceutiques. Selon une astucieuse division des tâches, les premières s'enrichiraient via la malbouffe pour nous infliger des cancers que les seconds soigneraient grâce aux chimiothérapies. L'assurance-maladie garantirait le financement fluide de ce mécanisme. CQFD. La mentalité antilibérale ne s'embarrasse pas d'une vérification élémentaire des faits. Elle affirme, s'appuie sur les passions tristes, et se propage, y compris quand elle dérive vers un délire décomplexé.

La généalogie de l'histoire des idées fait remonter ces craintes ancestrales à l'*Essai sur le principe de population* de Malthus en 1798 (republié dans une édition augmentée en 1803). Pour lui, la population croît spontanément à un rythme géométrique, alors que les denrées alimentaires ne peuvent augmenter qu'à un rythme arithmétique. En conséquence, la croissance de la population est nécessairement bornée. En pratique, Malthus décrit les trois moyens possibles de réguler la population. D'abord, c'est le rôle des « vices », pour reprendre son terme – précisons que Malthus était un prêtre anglican –, comme la contraception, l'avortement et l'infanticide, que de limiter les naissances. Ensuite, les guerres et les épidémies génèrent périodiquement des reculs démographiques significatifs. Enfin, l'insuffisante croissance de la production agricole entraîne des famines, ce qui réduit la population à un niveau compatible avec son rendement.

Que l'économiste britannique ait été démenti par les faits depuis plus de deux siècles n'a pas tari le courant d'idées malthusien. Peut-être par défaut de travail et d'information de la part de ceux qui s'expriment sur ces sujets. Peut-être aussi parce que la lutte pour l'alimentation a constitué, pendant des dizaines de milliers d'années, un combat quotidien pour les hommes, et que la peur de manquer reste ancrée en nous. Aujourd'hui, on ne meurt pas de faim parce que la nourriture serait indisponible en quantité suffisante, mais parce qu'on est trop pauvre pour acheter à manger. Les denrées alimentaires existent, mais tous les humains ne perçoivent pas assez de revenus pour s'en procurer. On meurt de pauvreté. Avant la révolution industrielle, la faible productivité agricole et les cycles climatiques laissaient de nombreuses famines se développer. Johan Norberg, s'appuyant sur Fernand Braudel, rappelle que la France de l'Ancien Régime, loin d'être le pays le plus mal loti du monde en la matière, a subi 36 famines au XIe siècle, 2 au XIIe, 4 au XIVe, treize au XVIe, 11 au XVIIe et 16 au XVIIIe. Et l'on ne compte pas les centaines de famines locales à chaque période[1].

[1] Johan Norberg, *Progress. Ten Reasons to Look Forward to the Future*, Oneworld, 2016.

Il y a deux siècles, 20 % des habitants de la France et du Royaume-Uni ne pouvaient pas travailler du tout faute d'énergie calorique. Au mieux, ils avaient la force de mendier quelques heures par jour. La part de la sous-nutrition est passée dans le monde, selon la FAO (l'Organisation des Nations unies pour l'alimentation et l'agriculture), de 50 % en 1945 à un peu plus de 10 % aujourd'hui[1]. Cette évolution lente et discontinue a commencé au Moyen Âge. La productivité agricole a ensuite connu deux points d'inflexion, le premier au XVIIIe siècle avec ladite « première révolution agricole » et le deuxième après la Seconde Guerre mondiale avec la « révolution verte ».

L'histoire de la productivité agricole et de la lutte contre la faim

Il est impossible de dresser la liste de toutes les grandes innovations qui ont structuré l'économie du Moyen Âge à partir du IXe et, surtout, du XIe siècle, et ont entraîné une évolution de la productivité et une augmentation, même modérée, du niveau de vie moyen. Énergie hydraulique, énergie éolienne, énergie animale : l'homme médiéval apprend à atteler les chevaux de manière à faire reposer

[1] On note toutefois un arrêt de l'amélioration depuis le milieu de la décennie 2000 et une remontée récente en raison de la crise sanitaire mondiale.

le poids des marchandises sur leurs épaules, et non sur leur cou. La fixation de fers limite l'usure des sabots. L'araire, qui ne fait que griffer les sols légers, est remplacé par la charrue lourde, retournant les terrains denses et humides. Avec celle-ci, les gains de productivité agricole doublent, et l'exode des paysans vers les villes commence. Et comment ne pas évoquer l'assolement triennal de nos manuels d'histoire de collégiens ? Un tiers des terres est laissé en jachère, ce qui augmente leur rendement et permet de développer l'élevage, de moutons surtout, animaux qui fournissent à la fois du lait, du beurre, du fromage, de la laine (principale matière première industrielle de l'époque), du parchemin et de la viande.

La « première révolution agricole » précéda la révolution industrielle de la fin du XVIIIe siècle. Elle en fut même la source, dans la mesure où ce sont les gains de productivité agricole qui ont permis de « libérer » une main-d'œuvre désormais disponible pour aller travailler dans l'industrie, en ville. La mécanisation de l'agriculture a pu se développer à cette époque grâce au mouvement des enclosures, lui-même conséquence concrète de l'extension des idées de John Locke[1]. Jusqu'alors, les paysans travaillaient la plupart du temps dans des champs « communs », ce qui assurait une égalité de traitement entre les agriculteurs, mais limitait la diffusion

[1] Dans son *Traité du gouvernement civil* de 1690, Locke écrivait notamment : « Le travail, qui est mien, mettant ces choses hors de l'état commun où elles étaient, les a fixées et me les a appropriées. »

des innovations. En effet, la théorie économique montre que l'on innove (ou que l'on utilise une découverte) en proportion de la probabilité de profiter des fruits des risques encourus. La fermeture progressive des champs a exclu une partie des paysans de l'activité productive, mais a aussi multiplié les spécialités agricoles. Dans des champs clos, il est possible de sélectionner les espèces et de les faire se reproduire. On peut aussi expérimenter des technologies et en tirer directement les bénéfices. Voilà pourquoi le mouvement des enclosures a participé à la productivité agricole et au recul de la malnutrition en Occident.

Entre les années 1960 et 1990, la « révolution verte », ou « deuxième révolution agricole », a combiné trois éléments : la sélection de variétés à haut rendement (souvent hybrides), l'utilisation d'engrais (minéraux et phytosanitaires) et les progrès dans l'irrigation. D'après la FAO, les rendements du blé dans les pays en développement ont été multipliés par 3,5 entre 1950 et aujourd'hui. Il est correct d'affirmer que cette hausse de la production agricole s'est faite au prix d'émissions de CO_2 accrues, d'un appauvrissement de la biodiversité et d'une augmentation des cancers, non pas dans la population globale, mais chez les agriculteurs. Toute avancée dans un domaine a malheureusement un coût, parfois colossal, et qui n'est pas que financier, pour les personnes qui en souffrent : l'apparition de maux qu'il faut combattre. Voilà pourquoi la marche du progrès ne devra ni ne pourra jamais s'arrêter. Mais, pour ce qui est de l'alimentation, l'humanité a réussi à relever un défi extraordinaire : permettre à près de 90 % d'une population mondiale en croissance de manger à sa faim une nourriture de qualité, grâce à des avancées technologiques qui n'ont jamais ralenti malgré les violences des « faucheurs volontaires » et autres « luddistes agricoles ». D'après les données de Max Roser, en 1500, selon les pays, entre 55 et 80 % de la population active travaillait dans l'agriculture. Ce chiffre a diminué jusqu'à une fourchette de 30-60 % jusqu'en 1800. Depuis, la baisse s'est accélérée. Dans les pays développés, moins de 5 % des actifs sont agriculteurs, ce qui témoigne d'une hausse « quantitative » et « qualitative » de la productivité qui est fantastique. Beaucoup reste à faire pour améliorer la situation financière des agriculteurs. Mais le chemin encore à parcourir, tant pour combattre la sous-nutrition que pour aider les paysans, ne doit pas occulter les progrès réalisés.

L'âge d'or de l'alimentation

Contrairement à ce que sous-entend la doxa dominante, et même si notre alimentation n'est pas parfaite (le sera-t-elle un jour ?), les crises alimentaires sanitaires sont rares et il est exceptionnel de décéder en raison de ce que l'on a ingéré. L'alimentation des humains a progressé en quantité et en qualité. Dans les pays riches, on ne meurt presque plus de ne pas manger suffisamment.

La part de la nourriture dans le budget des ménages a continûment baissé. En France, elle est descendue à 15 % contre 30 % dans les années 1960. Chez nous, ce sont davantage les maladies chroniques liées à l'excès de calories qui tuent, même si la crise sociale due à l'épidémie de Covid-19 a fait flamber le recours aux banques alimentaires. Dans les pays pauvres, les famines sont liées à des chutes de revenus engendrées par des crises économiques ou à des conflits.

Presque partout, il est possible d'acheter des fruits, des légumes, des œufs, à des prix modiques, et, après quelques minutes de préparation, de se nourrir sans risque. Notre nutrition s'est diversifiée et l'argent n'est pas toujours un obstacle à une saine alimentation. Dans les pays développés, l'épidémie d'obésité montre que, souvent, les hommes mangent trop, victimes d'un réflexe ancestral lié à la crainte de manquer de nourriture. Paradoxe de riche, qui peut nous faire ingurgiter à l'excès. Les abus de sucre, de sel et de graisses causent des maladies chroniques, notamment des cancers et des pathologies cardio-vasculaires. L'industrie agroalimentaire, trop souvent, flatte nos palais avec des ingrédients qui peuvent être néfastes.

L'ONU cible l'éradication de la faim en 2030. Ce type d'objectif est parfois considéré comme une quelconque velléité technocratique impossible à respecter. Pourtant, dans ce domaine, les buts fixés par le passé ont été atteints. Aujourd'hui, l'agriculture de précision, la génétique, la biologie moléculaire… constituent une promesse de productivité quantitative et qualitative. Les opinions publiques se complaisent dans une vision romantique de l'agriculture, surtout en France, pays terrien. Elles rêvent d'un paysan, le dos courbé, traînant son araire, cueillant de grosses tomates juteuses, rentrant à la nuit dans sa ferme en bois pour manger sa soupe. Cette image d'Épinal contribue à un immense malentendu. Les technologies agricoles progressent à un rythme exponentiel : satellites, météo prédictive, prévention des maladies, tracteurs propres et autonomes... La quantité et la qualité sont à portée de main, si l'on considère les agriculteurs comme des dirigeants d'entreprises libres d'inventer. Cette profession est victime d'injonctions paradoxales. D'un côté, la société leur demande de nourrir la population à des prix jugés abordables ; de l'autre, les urbains projettent sur l'agriculture contemporaine les souvenirs de leur enfance ou de ce que leur racontaient leurs parents et grands-parents, avant qu'elle ne devienne intensive. Aujourd'hui comme hier, la voie du progrès agricole et de la lutte contre la malnutrition repose sur l'alliance de la prévention nutritionnelle, du libéralisme, de la coopération internationale et du multilatéralisme. Qu'on laisse les agriculteurs innover pour servir des consommateurs qui aiment manger et sont soucieux de leur santé et de l'impact environnemental de l'alimentation. Et que les organisations internationales et les ONG continuent leur travail pour nourrir correctement les 800 millions de personnes recensées par la FAO qui ne disposent pas encore d'un accès satisfaisant à l'alimentation.

L'alimentation sanitaire

Chacun pressent que le modèle alimentaire de production et de consommation dominant en Occident est difficilement soutenable à long terme, notamment pour des raisons sanitaires, comme en témoigne l'épidémie mondiale d'obésité. Jacques Attali soutient la thèse stimulante selon laquelle le capitalisme a des effets ambigus sur l'alimentation[1]. D'un côté, le capitalisme contemporain permet une abondance et une qualité de nourriture à des coûts décroissants. De l'autre, il modifie les comportements dans un sens néfaste pour la santé. Attali montre que le temps du repas est prélevé sur le temps de travail, raison pour laquelle les Américains ont, dès le XXe siècle, industrialisé les collations. Aujourd'hui, aux États-Unis, on mange vite, de plus en plus devant un ordinateur, et au détriment des amis et de la famille. L'occultation de la dimension sociale du repas pose des problèmes sanitaires. Le paléoanthropologue Pascal Picq rappelle que, depuis l'ère paléolithique, le corps humain est adapté à des repas de longue durée et pris en groupe pour partager le produit de la chasse. Avaler son déjeuner ou son dîner, même sain, seul et en quelques minutes, n'a pas le même effet sur la digestion et sur la santé qu'un moment joyeux autour d'une table, en famille ou avec des amis.

---

[1] Jacques Attali, *Histoire de l'alimentation : de quoi manger est-il le nom ?*, Fayard, 2019.

Selon les médecins, notre alimentation est trop carnée. La viande reste cependant un élément indispensable à un régime équilibré, comme le prouve l'approche évolutionniste de la santé. Notre corps est adapté au régime des chasseurs-cueilleurs, lesquels n'étaient pas végétariens et encore moins végans. Le refus de consommer de la viande peut se discuter pour des raisons éthiques, mais pas pour des motifs sanitaires. En revanche, l'excès de produits carnés est néfaste pour la santé humaine[1]. La viande rouge est une source de nutriments qualitatifs pour l'organisme, mais aussi d'acides gras saturés et de cholestérol. Les études épidémiologiques soulignent que la consommation excessive de viande rouge et transformée accroît le risque de cancer du colon et de diabète de type 2 à long terme[2].

Les conséquences des modes d'alimentation moderne sur la santé empruntent aussi des canaux indirects quand des épidémies bactériennes ou virales frappent les élevages. Ces zoonoses, qui affectent à la fois les animaux et les humains, ne sont pas nouvelles. Elles sont nées, comme je l'ai déjà souligné, avec l'agriculture, c'est-à-dire avec la plus grande proximité des bêtes et des hommes, et elles ont eu des répercussions négatives sur l'espé-

---

[1] Pour une excellente synthèse des enjeux liés à l'alimentation carnée et pour des propositions, il faut se reporter à la note de Constance Peruchot intitulée *Consommer autrement : l'avenir de la viande*, publiée en octobre 2020 par Asterès dans le cadre de la collection « Une proposition pour l'avenir ».

[2] WCRF, *Colorectal Cancer 2011 Report. Food, Nutrition, Physical Activity, and the Prevention of Colorectal Cancer*, American Institute for Cancer Research, Washington DC, 2011.

rance de vie, avant que les progrès de la médecine ne se matérialisent. De nos jours, certaines configurations contemporaines de surpeuplement dans les exploitations peuvent favoriser ces maladies. En outre, l'administration d'antibiotiques aux animaux peut entraîner des mécanismes d'antibiorésistance qui touchent en retour l'espèce humaine.

Le modèle actuel d'alimentation n'est pas soutenable non plus pour des raisons écologiques. L'agriculture est responsable de 10 % des émissions de gaz à effet de serre dans l'Union européenne, dont 70 % proviennent du secteur de l'élevage[1]. En intégrant les émissions de carbone liées à la production et à la logistique, une étude publiée en 2018 a montré que le bœuf destiné à la consommation de viande émettait 60 kg de CO_2 par kilogramme produit, ce qui est énorme[2]. À titre de comparaison, le porc émet 7 kg de CO_2 et le poulet 6 kg. Dans ces calculs, la part du transport est faible, inférieure à 1 %. En matière d'impact écologique, ce qu'on mange est plus déterminant que le lieu de la production. Ce diagnostic reste valable pour les émissions de CO_2 comme pour les conséquences

---

[1] EEA, *Annual European Union greenhouse gas inventory 1990-2017 and inventory report 2019*, 2019. Les chiffres n'incluent pas les émissions de CO_2 issues du changement des terres. *Communication from the Commission to the European Parliament, the Council, the European Economic and Social Committee and the Committee of the Regions, « A Farm to Fork Strategy for a fair, healthy and environmentally-friendly food system »*, 20 mai 2020.

[2] J. Poore et T. Nemecek, « Reducing food's environmental impacts through producers and consumers », *Science*, vol. 360, Issue 6392, p. 987-992, 2018.

sur la consommation de terres et d'eau. Voilà une idée dérangeante, car elle remet en cause le concept a priori sympathique du localisme : acheter ce qui est produit à proximité n'est pas systématiquement la meilleure option pour l'environnement.

Existe-t-il une solution par le haut, qui conserve la qualité de l'alimentation sans inflation des prix, et en corrigeant les effets sur la santé et l'environnement ? Il ne s'agit pas de ne plus manger de viande. D'une part, parce que ce comportement radical serait aussi mauvais pour la santé que d'en abuser. D'autre part, parce que manger de la viande, comme boire du vin, constitue un élément clé de notre culture. Ces consommations participent en outre à la prospérité de certaines de nos régions. Vouloir supprimer la viande de l'alimentation de tous paraît donc inepte. La tempérance et l'innovation sont les concepts nécessaires pour mieux consommer, dans le respect des corps et de l'environnement. Aujourd'hui, l'innovation prend deux directions. La première consiste à produire de la « viande » à partir de protéines végétales. Ces substituts résultent d'une recherche et développement au niveau moléculaire qui imite le goût, la texture et l'aspect de la viande. La deuxième direction, moins avancée que la première, mais qui semble très prometteuse, consiste à « cultiver » de la viande à partir de cellules musculaires prélevées sur une bête. L'emploi de cette technologie présente plusieurs intérêts : l'absence d'animaux vivants et d'élevage évite les zoonoses et évacue une grande partie de la question du bien-être animal ; les ingénieurs qui fabriquent ces viandes peuvent réguler la quantité de gras ingérée par les humains ; la viande ainsi cultivée in vitro utilise moins d'eau et de terre que les élevages intensifs.

Poursuivant leur histoire, les hommes recherchent la meilleure façon de se nourrir en englobant de nouvelles contraintes, comme le respect environnemental et animal. L'extraordinaire évolution de l'alimentation continue, aidée par les nanotechnologies et les biotechnologies mises au service du progrès. Le défi, qui sera sans doute relevé, est formidablement enthousiasmant : proposer aux humains une nourriture variée, abordable, bonne pour la santé, qui perpétue une tradition gustative, diminue les apports caloriques et non le plaisir, respecte le vivant et amoindrisse l'empreinte de l'agriculture sur l'écosystème. *Homo sanitas* a toujours réfléchi à l'impact de son alimentation sur la santé. Aujourd'hui, il dispose de technologies inédites pour faire émerger un secteur agro-alimentaire qui, plus que jamais, améliore le bien-être de ses semblables.

Chapitre 8

Libérer l'économie de la santé

La santé ne vise pas simplement à rétablir un état, mais à permettre de vivre plus longtemps et mieux : rendre possible la construction d'une existence. Histoire et anthropologie montrent que la préoccupation sanitaire est consubstantielle à l'humanité. La science économique apporte sa pierre à l'édifice de la connaissance. Grâce à ses outils de mesure, elle révèle que les dépenses de santé augmentent plus que proportionnellement aux revenus, et elle est capable d'expliquer pourquoi c'est efficace. En matière de santé, nos esprits ont été collectivisés. En raison de leur prétention à contrôler ces dépenses, les pouvoirs publics rêvent d'en définir un « montant optimal ». Or, celui-ci ne peut pas être déterminé à un niveau général. Tout le monde a une idée, même implicite, des dépenses de santé qui lui conviennent. Vouloir les « augmenter » ou les « diminuer » relève d'une illusion dirigiste. Elles doivent être à la fois libérées et régulées pour répondre aux besoins de chacun.

Le capital santé

Le prix Nobel d'économie Gary Becker a développé, à partir des années 1960, une analyse du patient en l'appréhendant comme un consommateur. Cette analogie peut faire scandale au sein de la bien-pensance, mais constitue un puissant outil de compréhension. Le terme de « patient » est évocateur. Le mot émane du latin *patiens*, qui désigne « celui qui souffre » ou « celui qui est capable d'endurer ». L'analyse économique de Gary Becker propose une vision plus active. On « consomme » dans le domaine de la santé quand on est malade, mais aussi quand on est bien portant, afin de rester en forme. Le « capital santé » à une date donnée (c'est-à-dire la capacité du corps à rester en bonne santé, dont dépend l'espérance de vie) est inhérent à deux éléments. Tout d'abord, le « capital santé » à la naissance. Nous ne le contrôlons pas et celui-ci relève de causes génétiques ou des comportements des parents : le fait qu'ils aient fumé ou non, l'hygiène de la mère pendant la grossesse... Ensuite, nos comportements individuels en matière de préservation de notre santé : faire du sport, ne pas fumer, ne pas s'exposer à des substances nocives... Ce modèle peut sembler simpliste, mais il est doté d'un grand pouvoir explicatif.

Capital santé = capital santé à la naissance + investissements santé – taux de dépréciation de la santé

Ce taux de dépréciation de la santé peut être lié à la vitesse de notre vieillissement naturel – ce taux augmente avec l'âge – ou à notre environnement – on ne vieillit certainement pas à la même vitesse selon qu'on habite au bord du périphérique parisien ou près des plages de l'océan, selon que l'on est professeur ou ouvrier du bâtiment. Le « capital santé » diminue avec l'âge, mais pas au même rythme pour tout le monde. Le décès intervient quand le « capital santé » chute en deçà d'un certain seuil physiologique. Il n'est plus suffisant pour vivre.

L'espérance de vie n'est pas distribuée en intégralité au hasard ; elle dépend non seulement du « capital santé » à la naissance (qui, lui, est distribué de façon aléatoire), mais également des « investissements santé » et du « taux de dépréciation » de la santé, lesquels dépendent eux-mêmes en partie des arbitrages de consommation et de la préférence pour le présent de chacun d'entre nous. Par exemple, une personne qui fume révèle une préférence pour le présent supérieure à quelqu'un qui ne fume pas : elle accepte de voir son « capital santé » se dégrader, afin d'obtenir une satisfaction plus forte de l'instant présent. Ce que formalise ce modèle, c'est que les individus peuvent faire un « choix » de santé et agir ainsi sur leur « capital santé ». Consacrer une part de son budget à des fruits et des légumes, à des activités sportives modérées, à des séjours à la montagne ou au bord de la mer… tout cela entre dans le cadre des « investissements santé », dépendant, toutes choses égales par ailleurs, des préférences des consommateurs, de leur revenu et du coût de la santé. Examinons ces trois facteurs.

Les préférences

Traditionnellement, les économistes aiment travailler en faisant l'hypothèse d'une stabilité des préférences. Cela permet d'éviter des quasi-tautologies du type : « Les Français dépensent davantage pour leur santé parce qu'ils en prennent de plus en plus soin. » Néanmoins, on peut supposer, sans courir le risque de se tromper, que nos contemporains sont de plus en plus soucieux de leur état de santé et de celui de leurs proches (leur conjoint et leurs enfants, surtout). Cette préoccupation trouve une source intarissable dans l'individualisme de nos démocraties libérales. Témoin le succès des émissions de télévision ou de radio sur la santé, la fréquentation élevée d'un site comme Doctissimo, ou encore les fortes ventes de livres sur l'alimentation anticancer.

Le revenu

La hausse du revenu génère une hausse de la consommation de santé. C'est une réalité au niveau macroéconomique puisque, dans les pays développés, les dépenses de santé augmentent plus vite que le revenu national mesuré par le PIB. C'est aussi le cas au niveau individuel, où l'on observe une corrélation entre revenus et espérance de vie. Il est d'ailleurs amusant d'observer que les milliardaires les plus riches de la planète sont généralement très soucieux de leur santé et investissent des sommes colossales, soit pour leur propre prévention et bien-être, soit pour lutter contre les maladies. C'est le cas de Bill Gates et de Mark Zuckerberg. Leur motivation n'est sans doute pas exclusivement individuelle. Je prétends simplement que la lutte pour la vie est une préoccupation pour le commun des mortels et une obsession pour les plus riches. Et c'est très bien ainsi, puisque tout le monde finit par en bénéficier.

Les coûts de santé

En France, comme dans un certain nombre de pays développés, le prix de la santé payé par les ménages est plus bas que celui qui s'établirait sur un marché libre. D'une part, les prix des médicaments sont encadrés ; d'autre part, les remboursements pris en charge par l'assurance-maladie incluent une composante redistributive, diminuant le coût de la santé pour un certain nombre de ménages. Par conséquent, la consommation de santé est plus importante qu'elle ne le serait sur un marché où les tarifs se trouveraient librement fixés par la confrontation de l'offre et de la demande. En France, les pouvoirs publics essaient de juguler le coût de cette surconsommation en baissant les prix des médicaments et en rationnant les dépenses de santé. Les parlementaires votent chaque année une augmentation de l'ONDAM (Objectif national des dépenses d'assurance-maladie)[1]. Ainsi, le système de santé envoie une injonction paradoxale inefficace : d'un côté, il incite les Français à consommer des soins ; de l'autre, il les limite alors même que ni la théorie économique, ni l'intérêt des patients ne justifient l'utilité d'un rationnement venu d'une autorité publique centralisée.

Pourquoi les dépenses de santé augmentent

Comme je viens de le présenter, dans quasiment tous les pays développés, y compris la France, les dépenses de santé augmentent plus vite que le PIB : chaque année, nos pays consacrent une part croissante de leurs ressources aux soins. En 2018, les dépenses de santé s'élevaient à 9 % du PIB des membres de l'OCDE. Ce chiffre montait à 11 % en France (pratiquement à égalité avec l'Allemagne, le Japon et la Suède) et 17 % aux États-Unis, un pays particulièrement mal organisé dans ce domaine. Globalement, les écarts ont tendance à se réduire, à l'exception des États-Unis, qui déboursent beaucoup plus que les autres au regard de leur niveau de développement économique. Les secteurs de la santé et des services sociaux représentent désormais 10 % des emplois dans les pays de l'OCDE. Évidemment, les

[1] Il s'agit d'un objectif de dépenses que le système de santé ne doit pas dépasser.

comparaisons sont délicates à manier. Chaque État, en fonction de son histoire, de sa culture, de ses priorités, peut décider de dépenser plus ou moins de ressources dans ce domaine.

La France y consacre donc 11 % de ses revenus. Ce chiffre était inférieur à 3 % après la Seconde Guerre mondiale. Les médias et les syndicats laissent penser que notre système de santé s'appauvrit. La réalité est plus complexe. Parmi ceux qui pâtiraient de cette austérité, les hôpitaux seraient en première ligne. En fait, les soins hospitaliers représentent près de 50 % de la dépense de santé totale, soit environ 95 milliards d'euros, une somme justifiée et colossale. C'est le premier poste, et sa part a gagné environ 10 points depuis les années 1950. À en croire la représentation du café du commerce, si les hôpitaux s'appauvrissent, c'est sans doute au profit des actionnaires des laboratoires pharmaceutiques (les « Big Pharma »). Là encore, un peu de précision ne nuit pas. Les laboratoires vivent bien, mais les dépenses de médicaments sont passées de 28 % de la dépense totale en 1958 à moins de 20 %, c'est-à-dire moins de la moitié de la dépense hospitalière, et cette proportion recule, car l'assurance-maladie conduit une stratégie de déflation des prix pour tenter de faire des économies. Cela passe aussi par la mise sur le marché de génériques. Il s'agit de molécules similaires à des médicaments qui, jusqu'alors, étaient protégées par la législation sur la propriété intellectuelle.

La hausse macroéconomique des dépenses de santé prend en France comme ailleurs sa source dans des facteurs économiques, démographiques et technologiques universels. Le premier est donc l'augmentation des revenus. Comme nous venons de le voir, plus on est riche, plus on accorde un budget important à sa santé. Ces dépenses peuvent être socialisées, via des cotisations sociales, ou individuelles, via une meilleure alimentation, des vitamines, des cures thermales...

Le deuxième facteur est d'ordre démographique. Le vieillissement de la population en Occident s'explique lui-même par deux phénomènes : l'arrivée des générations du baby-boom à un âge supérieur à 70 ans, et l'allongement de la durée de la vie grâce aux progrès de la médecine[1]. Or, les études montrent unanimement que les dépenses de santé augmentent avec l'âge, à l'exclusion de celles, faibles, liées à la psychiatrie, qui restent concentrées sur les jeunes. Ce point est parfaitement intuitif. Tous les efforts de prévention ne brisent pas ce rapport, ni au niveau individuel, ni, par conséquent, au niveau collectif. Le profil des dépenses de santé au cours de la vie suit même une dynamique exponentielle. Pour une personne de 80 ans, elles sont en moyenne deux fois supérieures à celles d'une personne de 60 ans et quatre fois à celles d'une autre de 40 ans. Le taux de prévalence des maladies chroniques affiche également un tel profil. Inférieur à 10 % jusqu'à 50 ans, il est supérieur à

[1] Pierre-Yves Cusset, *Les Déterminants de long terme des dépenses de santé en France*, France Stratégie, 2017.

20 % dès 60 ans, 40 % à partir de 70 ans, 50 % à partir de 80 ans. Il dépasse 80 % après 95 ans (ce qui signifie à l'inverse que 20 % des plus de 95 ans sont en bonne santé). Il faut noter que les écarts de dépenses entre les catégories d'âge se sont accrus. Contrairement, peut-être, à une idée reçue, la société française prend toujours plus soin de ses aînés.

Le troisième facteur est l'innovation. Les coûts de santé ont tendance à augmenter à tous les âges, preuve que le vieillissement de la population n'est pas la seule donnée à prendre en considération dans cette inflation. Il faut à ce titre distinguer les médicaments qui guérissent de ceux qui soignent. Parmi les traitements innovants, ceux qui « chronicisent » les maladies sont les plus coûteux. Un médicament qui guérit, à l'exemple des traitements récents contre l'hépatite C, peut valoir cher lors de son administration aux patients, mais ce coût est limité dans le temps. Dès la fin du traitement, les dépenses afférentes à la maladie disparaissent, si ce n'est celles qu'entraînent les éventuels effets secondaires et la surveillance. Mais un médicament qui soigne sans guérir, c'est-à-dire qui permet « uniquement » de survivre, revient beaucoup plus cher à la collectivité, car il doit être administré pendant plusieurs années, voire plusieurs décennies. C'est l'un des grands défis concernant le traitement innovant des cancers aujourd'hui. Certains nouveaux médicaments dans le domaine de l'oncologie améliorent la survie de façon notable mais ne soignent pas. Ils stoppent la progression ou font régresser un cancer, mais ne le font pas (encore) disparaître totalement. En conséquence, les coûts de traitement durent jusqu'au décès du patient. La grandeur de nos sociétés consiste, dans ce cas, à mettre l'économie au service de la santé et de la vie. Le système de soins et les laboratoires pharmaceutiques doivent organiser une régulation des prix pour mutualiser ces dépenses sans menacer financièrement nos États-providence, et sans compromettre la capacité de recherche et d'investissement des entreprises.

Comment prendre en charge les cancers ?

Accepter des dépenses de santé élevées ne signifie pas qu'il ne faille pas réguler les coûts. Plus nous serons économiquement intelligents, plus nous serons à l'aise pour dépenser là où les besoins sont les plus pressants. L'exemple du cancer est frappant et passionnant : un grand nombre de personnes en souffrent et les solutions thérapeutiques se multiplient à tel point que l'on peut imaginer que la maladie soit sous contrôle d'ici une quinzaine d'années. Encore faut-il être capable de réguler et d'assumer le coût de la prise en charge de cette pathologie.

En 2017, en France, près de 400 000 cas de cancer ont été recensés. Bien que, dans de nombreux pays, dont la France, le cancer tue de moins en moins, il reste souvent la principale cause de mortalité. En France, l'âge médian des personnes traitées pour cette pathologie est de 68 ans chez les hommes et 65 ans chez les femmes. La tranche d'âge la plus touchée est celle des 70-75 ans. L'augmentation de la population et son vieillissement expliquent presque la moitié des cancers. Les comportements à risque, tels que la consommation de tabac, d'alcool et la sédentarité, y contribuent aussi de façon importante. L'augmentation du taux de survie, valable pour tous les cancers quelles que soient les innovations thérapeutiques, a pour origine la meilleure prise en charge des patients à la suite des mesures du « plan cancer » de 2003, en particulier la progression qualitative de l'offre de soins et la réunion de concertation obligatoire. La baisse de la mortalité devrait accélérer ces prochaines années grâce à la multiplication des innovations thérapeutiques, qui prennent de plus en plus cette maladie en tenaille :

– les immunothérapies, qui utilisent le système immunitaire pour détruire les cellules cancéreuses ;
– les thérapies ciblées s'attaquant aux caractéristiques génétiques d'une tumeur ;
– des radiothérapies à la puissance décuplée, envoyant des doses de rayons très fortes dans des zones autrefois inatteignables ;
– les robots et l'imagerie de précision, qui identifient et extraient des tumeurs de toute petite taille ;
– les biopsies liquides, capables de déceler des cellules cancéreuses avant qu'une tumeur se forme complètement.

La prise en charge du cancer fait aujourd'hui face à un triple défi : organisationnel, avec l'augmentation de l'incidence ; humain, avec la « chronicisation » ; économique, avec la hausse du coût financier de la maladie.

Le cabinet Asterès, que je dirige, a réalisé, en association avec mon collègue Pierre Bentata et l'oncologue bien connu des Français David Khayat, une étude afin de mesurer le coût du cancer en France[1]. Ce calcul n'avait plus été effectué depuis 2007 et les travaux de l'Institut national du cancer. Les souffrances des malades et de leur entourage n'ont pas de prix, mais nous avons jugé qu'un pays comme la France devait disposer d'une estimation financière d'une telle pathologie pour éclairer les décisions des politiques publiques. L'enquête montre que ces coûts ont fortement augmenté, qu'il s'agisse des dépenses de soins ou de celles pour les entreprises et l'économie en général. Les coûts des soins s'élevaient en 2017 à 16,5 milliards d'euros, dont 60 % supportés par les établissements de santé. Entre 2004 et 2017, ils ont augmenté de plus de 50 %, en raison de l'apparition de traitements plus efficaces mais aussi plus onéreux, et du plus grand nombre de patients traités. Le cancer entraîne aussi des coûts indirects : les personnes mourant précocement de cette pathologie auraient pu contribuer davantage à l'économie si elles avaient survécu ; 2,3 millions d'années de vie ont ainsi été perdues en 2017. Enfin,

---

[1] Nicolas Bouzou, David Khayat, Pierre Bentata, « Le coût du cancer en France : une forte hausse », Étude Asterès, février 2020.

pour faire face à la problématique du cancer, l'État et l'assurance-maladie ont investi cette même année 934 millions d'euros dans des campagnes de prévention et de dépistage, ainsi que dans la recherche. En prenant en compte l'ensemble des coûts, la France a affecté, en 2017, 18,3 milliards d'euros au cancer, contre 12,5 milliards dix ans plus tôt. Du strict point de vue économique, il est tout à la fois nécessaire de réguler les dépenses des soins et d'agir le plus efficacement possible contre la maladie pour diminuer les décès prématurés.

Ces chiffres montrent que le traitement du cancer doit être abordé comme une problématique globale, recouvrant trois enjeux majeurs d'organisation des soins, d'intégration des patients et d'optimisation des dépenses. Afin de maîtriser celles de soins tout en favorisant les traitements les plus innovants, il paraît légitime d'agir en amont, en renforçant les politiques de prévention et de dépistage, et en aval, en adaptant le fonctionnement des établissements de santé aux nouveaux traitements tels que les thérapies cellulaires et géniques. Ensuite, l'augmentation de l'incidence, combinée à la baisse de la mortalité de la plupart des cancers, rappelle l'urgence de repenser la place des personnes atteintes de cette pathologie dans la société, et notamment dans le monde de l'entreprise. Il faut se défaire de l'idée selon laquelle un salarié soigné pour un cancer passe des mois en arrêt maladie. Les entreprises doivent accueillir les personnes sous traitement avec des conditions de travail aménagées. Dans le cadre de mes recherches, j'ai rencontré de nombreux patients qui voulaient continuer le plus possible leur travail et des dirigeants qui, en retour, m'expliquaient que ces collaborateurs apportaient à l'entreprise une capacité à ne pas perdre de temps et à aller directement à l'essentiel[1]. Enfin, la croissance des dépenses de santé pourra être régulée sans la rationner à condition de revoir les modalités de fixation du prix des traitements et de créer un cadre légal qui incite les laboratoires à fournir les meilleurs au plus grand nombre, tout en garantissant la pérennité de leur activité de recherche et de développement. Plusieurs voies sont possibles : par exemple, un remboursement conditionné à l'efficacité du traitement sur des groupes de patients, ou le paiement d'une somme fixe autorisant une utilisation infinie d'un protocole sur une période donnée.

Investir dans la santé est bon pour l'économie

Les anticapitalistes ont beau jeu d'opposer l'économie et la santé. Leur vulgate pseudo-marxiste voudrait que les entreprises exploitent les salariés jusqu'à anéantir leur santé. Que cette relation ait été juste au début du XIXe siècle s'entend. Qu'elle constitue le régime normal

[1] En France, l'association Cancer@Work, dirigée par Anne-Sophie Tuszynski, regroupe des entreprises qui développent des outils pour accueillir au mieux les salariés qui souffrent d'un cancer.

du capitalisme libéral est une erreur. Santé et croissance se renforcent mutuellement.

Il est logique de penser que l'économie puisse avoir un impact sur la santé humaine. En effet, sa croissance a pour corollaire une augmentation des revenus dans lesquels on peut puiser pour investir dans la prévention, les soins, la construction d'infrastructures comme des hôpitaux ou des maisons de santé, la recherche de nouveaux médicaments. La santé ne peut pas être gratuite, puisqu'elle a un coût qui émane de la mobilisation de facteurs de production rares, demandés, et donc eux-mêmes onéreux. Le mode de régulation d'un système de santé, autrement dit son caractère plus ou moins interventionniste, plus ou moins socialisé, ne change rien à cette réalité. La santé des humains exige des médecins, des chercheurs, des bâtiments, des technologies… c'est-à-dire du capital qui n'est pas disponible en abondance à l'état de nature. Ainsi, ma santé n'est pas gratuite et elle ne le sera jamais. C'est la raison pour laquelle elle nécessite une économie prospère et un PIB par habitant en croissance. Ce raisonnement simple mais juste permet de comprendre qu'opposer l'économie à la santé est absurde. Les bons sentiments n'ont jamais rien fait pour le progrès humain. Les syndicats de soignants doivent avoir cette donnée fondamentale à l'esprit : sans dynamisme économique, sans compétitivité, sans capital, il est impossible de satisfaire des revendications, même si celles-ci sont légitimes.

Mais la recherche économique, depuis les années 2000, a aussi montré que la corrélation fonctionnait dans l'autre sens. Une population qui se porte bien est positive pour le dynamisme économique, ce qui déclenche un cercle vertueux : une situation sanitaire favorable et des progrès dans l'espérance de vie renforcent la croissance et la capacité à améliorer l'existence du plus grand nombre. Comme souvent, il existe des phénomènes de « trappes » ou de « pièges » qui justifient l'action des pouvoirs publics. En effet, dans les pays très pauvres, où les gens sont mal nourris et ne sont pas soignés, travailler s'avère difficile, voire impossible. La croissance économique ne peut donc pas s'enclencher d'elle-même et n'autorise pas de changement bénéfique des conditions sanitaires. Émerge alors la nécessité d'un appui extérieur (cela peut être le rôle de l'aide au développement ou des capitaux étrangers) qui consente un « investissement originel ».

L'amélioration de la santé constitue un facteur majeur de la croissance « structurelle » du PIB via plusieurs canaux. Premièrement, l'allongement de l'espérance de vie en bonne santé permet de travailler plus longtemps et avec une productivité accrue. En effet, on se forme davantage quand on a confiance dans sa capacité à vivre et travailler longtemps. L'augmentation de l'espérance de vie à la naissance va donc de pair avec une hausse de l'investissement dans l'éducation et dans la formation. Les salariés sont plus compétents, plus créatifs, et s'adaptent mieux aux changements professionnels[1]. Deuxièmement, quand on a une existence plus longue, on a davantage

[1] Peter Howitt, *Health, Human Capital and Economic Growth : a Schumpeterian Perspective*, 2005.

d'incitation à épargner pour préparer l'avenir. Au niveau individuel, cette épargne autorise la constitution d'un patrimoine, financier ou immobilier, qui peut entraîner de nouveaux revenus. Au niveau collectif, elle augmente les financements disponibles pour les entreprises ou les États qui investissent, ce qui favorise la croissance[1].

Le lien entre santé et économie est aujourd'hui encore plus net dans les pays en développement que dans les pays développés, parce que les premiers partent d'une situation sanitaire moins favorable et que la fraction de leur population en âge de travailler est plus importante. Une étude a évalué l'impact de l'espérance de vie des enfants et des adultes sur la croissance de différents pays entre 1960 et 2000, toutes choses égales par ailleurs[2]. Ces travaux identifient un effet marqué de l'espérance de vie sur l'augmentation des revenus. Les différences d'espérance de vie entre les adultes expliquent même la totalité du déficit de croissance des États africains pris en compte sur la période par rapport au reste du monde ! Mais pour les pays de l'OCDE, ces effets se sont réduits depuis 1960, car les progrès de la médecine ont principalement concerné les personnes de plus de 40 ans. L'une des études de référence sur la corrélation entre santé et croissance économique dans les pays déve-

[1] Jie Zhang, Junsen Zhang et Ronald Lee, *Rising Longevity, Education, Savings, and Growth*, 2003. Sandra E. Black, Paul J. Devereux et Kjell G. Salvanes, *From the Cradle to the Labor Market ? The Effect of Birth Weight on Adult Outcomes*, 2005.

[2] Peter Lorentzen, John McMillan et Romain Wacziarg, *Death and Development*, 2005.

loppés a ainsi montré un lien robuste et positif, mais qui s'atténuait avec le temps[1]. Cela ne signifie pas qu'investir dans la santé ne soit pas rentable pour un pays riche. En revanche, cela veut dire qu'il faut renforcer la formation tout au long de la vie (notamment après 50 ans) et inciter les gens à travailler de plus en plus tard quand ils en ont la possibilité et l'envie. Voilà de quoi rafraîchir un pacte social qui cherche à concilier la performance économique et le bien-être des individus.

Protéger la santé et nos États-providence

Notre « capital santé » est partiellement assuré par l'État-providence. En retour, celui-ci structure nos vies d'Européens. L'un des plus grands projets politiques des pays occidentaux doit être de rendre compatibles les États-providence, qui matérialisent le contrat social, avec les exigences de nos concitoyens en matière de santé et les potentialités technologiques modernes.

Les Européens savent que s'ils sont malades, ils peuvent s'arrêter de travailler un certain temps. Les couples savent qu'après un accouchement, ils ont la possibilité de s'occuper quelques semaines, voire quelques mois,

[1] Philippe Aghion, Peter Howitt et Fabrice Murtin, *The Relationship Between Health and Growth: When Lucas Meets Nelson-Phelps*, 2010.

de leurs enfants. En principe, qui perd son travail ne dort pas dans la rue (même si cela arrive de plus en plus souvent). En théorie, on peut, aux alentours de 65 ans, bénéficier de temps libre pour ses passions et sa famille.

Les premières formes embryonnaires d'États-providence sont apparues dès le XIXe siècle, comme conséquence de la révolution industrielle. Bismarck institua dans l'Allemagne des années 1880 un système de retraite, mais aussi d'assurance-santé et de couverture contre les accidents. La France s'inspira de ce modèle à la toute fin du XIXe siècle, suivie de la Grande-Bretagne au début du XXe siècle. L'assurance-chômage devient obligatoire outre-Manche en 1911 puis, dans la même décennie, en Italie, en Autriche, en Pologne, en Bulgarie, en Allemagne et en Yougoslavie. Mais, dans aucun de ces pays, on ne peut alors parler d'État-providence proprement dit. En effet, la couverture des risques était partielle. Il ne s'agissait pas encore de fournir une protection sociale à l'ensemble des citoyens.

Ce fut chose faite après la Seconde Guerre mondiale. Comme l'a montré l'historien britannique Tony Judt, l'État-providence plonge ses racines intellectuelles dans la confiance placée dans l'interventionnisme public[1]. Dans la quasi-totalité des pays européens, l'État commença à fournir lui-même des services sociaux à grande échelle, dans l'éducation et la santé, le logement, les transports

[1] Tony Judt, *Après-guerre. Une histoire de l'Europe depuis 1945*, Fayard, 2018.

publics ou la culture. La sécurité sociale consistait en une assurance publique obligatoire couvrant la maladie, le chômage et la vieillesse. Deux grands systèmes de financement émergèrent alors : un mode « socialiste », typique de la Grande-Bretagne, où les recettes provenaient des impôts, et où les soins et les services publics étaient distribués gratuitement ou presque ; un mode « libéral », caractéristique de la France, où des prestations étaient fournies aux citoyens qui pouvaient les utiliser à leur guise, en allant dans n'importe quelle pharmacie ou chez n'importe quel médecin. Par-delà des différences qui subsistent même si elles s'estompent, ces deux systèmes ont la redistribution en commun. En effet, les cotisations sont proportionnelles aux revenus alors que, dans un mode d'assurance pur, elles sont proportionnelles au risque. Ainsi, les États-providence sont à la fois des organisations de couverture des risques, mais aussi de redistribution des hauts revenus vers les plus modestes.

Très vite, les États-providence devinrent plus coûteux que ce qui avait été anticipé. En outre, l'environnement économique a beaucoup changé depuis 1945, alors que les États-providence ont assez peu évolué. L'inflation, qui permettait de rembourser les dettes en monnaie dévaluée, a quasiment disparu. L'âge moyen de la population a sensiblement augmenté. Les dépenses de santé s'accélèrent. Les innovations thérapeutiques surviennent dans un contexte de grandes tensions sur le financement de notre système de soins, ce qui complique un problème déjà épineux. La France est l'un des pays développés où la prise en charge de la santé par une mutualisation obligatoire et publique est la plus forte, ce qui rend d'autant plus nécessaire leur régulation.

Le défi à relever est politiquement et intellectuellement crucial et ambitieux. Nous devons libérer les dépenses de santé. Nous avons vu que plusieurs facteurs légitimes concouraient à les augmenter. Et alors ? Pourquoi rationner des dépenses de soins, lesquelles sont aussi légitimes que celles concernant les loisirs ou les transports ? Que dirait-on si le Parlement français votait, comme il le fait pour la santé, une limite théorique à l'accroissement des dépenses d'éducation ou de culture ? Notre système de soins est tellement réglementé que nous considérons comme normales des politiques de rationnement qui attentent à notre liberté et à notre santé. Dans le même mouvement, les dépenses dans ce domaine étant, dans notre pays, pour l'essentiel mutualisées, nous devons bien trouver des modes, non pas de rationnement, mais de régulation. Peu importe que nous dépensions beaucoup, si c'est efficace.

Chapitre 9

La valeur d’une vie

L'adage populaire prétend que la vie n'a pas de prix, surtout dans nos sociétés contemporaines où la mort est refoulée. Considérée à la lettre, cette proposition est néanmoins fausse. Dans la mesure où elle n'est pas éternelle, l'existence a une valeur et donc un prix, très élevé certes, qu'il est légitime de vouloir calculer.

Mesurer la valeur de la vie

Cette mesure s'avère nécessaire, par exemple pour déterminer si les politiques de confinement, qui sauvent des vies mais génèrent des coûts économiques colossaux, sont rationnelles. Certains économistes s'emploient donc à chiffrer la valeur de la vie. Cette connaissance n'augure rien de l'usage qu'on en fera. Toute vie est construite à partir de choix qui définissent l'action humaine, et la théorisation de ces décisions fonde les sciences sociales. Arbitrer justement, c'est-à-dire agir, exige de connaître la valeur de ce qui est en jeu. Imaginons que l'on vous dise qu'il est possible de soigner une maladie grave qui atteint dix individus par an, mais que cela nécessite de multiplier par dix les impôts payés par chaque Français. Seriez-vous d'accord ? Peut-être pas. Cette charge vous semblerait probablement excessive. Car vous donnez implicitement une valeur à la vie humaine. Oui, mais qu'en est-il de votre propre vie ? Elle a, pour vous, une très grande valeur, supérieure à celle que lui attribue votre voisin, et sans doute même vos amis, mais elle ne tend pas vers l'infini. Si l'on vous disait : nous pouvons vous vendre l'immortalité, mais pour cela, vos enfants et vos petits-enfants devront contribuer à hauteur de 90 % de leurs revenus ces 50 prochaines années, j'imagine et j'espère que vous refuseriez. Regardons les choses en face : la vie a une valeur que l'on peut exprimer en unités monétaires, et cette valeur n'est pas infinie.

Cette question a des implications politiques. Je participais, pendant la phase aiguë de l'épidémie de Covid-19, aux réunions organisées chaque semaine par le ministre de l'Économie Bruno Le Maire. Lors de la première, juste au commencement du confinement, nous évoquions le coût économique colossal de cette mesure. L'atmosphère était solennelle et pesante. Chacun savait que les États étaient sur le point de provoquer sciemment, pour des raisons sanitaires, une crise économique et sociale d'une très grande gravité. Il était légitime de se demander si « le jeu en valait la chandelle ». Nous avons abordé ce concept de valeur de la vie et en avons conclu que, oui, elle était suffisamment élevée pour justifier des mesures coûteuses. Nous avons bien fait de convoquer cette notion car, sans elle, nous aurions raisonné dans le vide.

Pendant longtemps, les économistes ont mesuré la valeur de la vie avec une méthode fruste et restrictive. Il s'agissait de calculer la production ou le revenu global générés par un individu tout au long de son existence. Chacun perçoit les limites de cette « démarche » qui prête à juste titre le flanc aux critiques. Comment accepter que des personnes très âgées, ou plus généralement en incapacité de participer à l'économie du pays parce qu'elles souffrent d'un handicap ou parce qu'elles sont désocialisées, se voient attribuer une valeur de vie faible ? Cette méthode a donc été abandonnée pour une vision plus large et plus juste. Il s'agit désormais d'estimer la façon dont chacun valorise sa propre vie par des actions monétairement coûteuses. Par exemple, on peut observer le surcroît de salaire demandé pour une activité risquée ou la différence de prix que l'on est susceptible de payer pour un moyen de transport particulièrement sûr. Cette technique est correcte en théorie, mais cela exige de poser des hypothèses d'efficience de marché et de rationalité des agents économiques qu'on retrouve rarement dans la vie réelle. C'est la raison pour laquelle a été développée plus récemment une méthode dite « d'évaluation contingente ». Par exemple, on demande à des gens qui habitent près du périphérique parisien quel prix supplémentaire au mètre carré ils seraient prêts à payer pour vivre dans un endroit où leur santé serait mieux protégée, parce qu'ils souffriraient moins de la pollution aux particules fines et profiteraient de plus d'espaces verts pour faire du sport. Selon les études réalisées, la fourchette des résultats obtenus est très large : une vie humaine est valorisée entre 3 et 10 millions de dollars (ou d'euros, c'est presque la même chose). Dans le cadre de leurs politiques publiques, le gouvernement français choisit plutôt l'estimation basse, le gouvernement américain, la haute.

Ces calculs peuvent sembler froids. Mais la connaissance est toujours utile, même quand elle heurte. Ainsi, les personnes les plus riches valorisent financièrement davantage leur vie. Ce résultat peut choquer dans la mesure où tous les humains ont la même dignité[1]. Mais le raisonnement économique n'est pas éthique, c'est pourquoi l'économie ne se suffit jamais à elle-même. Cette discipline permet de comprendre, la philosophie de choisir, et la politique doit trancher. Comprendre, c'est accepter le fait que tout a un coût et, donc, que tout a un prix. Une fois celui-ci évalué, la discussion entre philosophie et économie peut commencer.

---

[1] La même dignité mais pas la même valeur économique pour tout le monde. La vie des personnes en exil, des morts en Méditerranée est assez peu valorisée par l'Europe, comme le montre Didier Fassin dans *La Vie. Mode d'emploi critique*, Le Seuil, 2018.

Le prix de la vie, l'amour et la violence

Nous ne disposons pas d'évaluation de la variation du prix donné à l'existence sur le long terme. Tout laisse à penser, néanmoins, qu'il augmente. Trois indices vont dans ce sens. Le premier concerne la valeur conférée à la vie des enfants. Dans son étude sur le mariage d'amour, Luc Ferry cite les travaux de la sociologue américaine Viviana Zelizer sur l'indemnisation assurantielle déclenchée par le décès des enfants dû, par exemple, au déraillement d'un train ou à un décès en clinique[1]. Zelizer montre que, avant les années 1930, les tribunaux indemnisaient leur mort exclusivement en fonction de la perte économique pour les parents[2]. Seule était retenue la force de travail perdue ; les sentiments ne comptaient pas. Tout au long du xxe siècle, les dédommagements vont petit à petit se dissocier de la valeur économique, c'est-à-dire de l'âge. La perte d'un nourrisson ne sera plus considérée comme moins douloureuse que celle d'un enfant de 15 ans, capable de travailler. Selon la thèse (convaincante) de Ferry, la substitution progressive du mariage d'amour au mariage d'intérêt a augmenté la valeur non strictement économique donnée à la vie des conjoints et des enfants. De proche en proche, c'est toute l'humanité qui s'est vue revalorisée, ce qui amène Ferry

---

[1] Luc Ferry, *La Révolution de l'amour*, Plon, 2010.

[2] Viviana Zelizer, *Pricing the Priceless Child. The Changing Social Value of Children*, Basic Books, 1985.

à évoquer un « deuxième humanisme » après le premier, celui des Lumières.

La baisse du nombre de morts par homicide constitue un autre indicateur qui abonde dans le sens de la thèse de l'accroissement de la valeur de la vie. Cela montre que nos sociétés la protègent de plus en plus. C'est le spécialiste des sciences cognitives Steven Pinker qui, dans l'un des livres les plus fascinants que j'aie pu lire ces dernières années, souligne que le recul de la violence extrême est l'évolution la plus importante de toute l'histoire humaine, même si nous n'en avons pas toujours conscience[1]. Le recul de la violence mortelle s'inscrit dans un temps très long, qui commence au tournant du Moyen Âge et de la Renaissance. En Europe, le taux d'homicides est passé de plus de 40 pour 100 000 en 1 400 à environ 1 pour 100 000 aujourd'hui (un peu moins en France)[2]. Ces chiffres s'améliorent encore plus rapidement depuis les années 1990. En région parisienne, le taux d'homicides a chuté de 65 % entre 1994 et 2013[3]. En France métropolitaine, il a été divisé par plus de deux[4]. J'entends souvent

---

[1] Steven Pinker, *La Part d'ange en nous. Histoire de la violence et de son déclin*, Les Arènes, 2017.

[2] Certes, il y a peu d'homicides en France. En revanche, on note depuis les années 1990 une augmentation tendancielle des cas de coups et blessures. La baisse de la violence mortelle n'est donc pas identifiable à un recul de l'insécurité globale.

[3] Chiffres de Jean-Luc Besson, rapportés par Jacques Lecomte dans son livre de synthèse *Le monde va beaucoup mieux que vous ne le croyez !*, Les Arènes, 2017.

[4] Ces chiffres sont ceux de la Direction générale de la police judiciaire. On a récemment noté une augmentation des coups et blessures en France. Ce phénomène doit être considéré avec une grande rigueur. Mais sur le

des parents et, plus encore, des grands-parents me dire la chose suivante : « Ah, du temps de mon enfance, nos filles et nos fils pouvaient jouer dans la rue et aller à l'école sans risque. » Pourtant, le taux d'homicides est plus faible aujourd'hui qu'il ne l'était il y a 40 ou 50 ans. Ce n'est pas le niveau de sécurité qui a diminué (même si, sur la période récente, l'amélioration semble interrompue), mais notre aversion au risque qui est plus forte, laquelle est liée à la valeur que nous donnons à la vie. Cette répulsion nous fait craindre la violence comme la maladie.

La violence « privée » mais aussi la violence « judiciaire » reculent. Cette double évolution montre que ce n'est pas la peine de mort qui fait chuter le nombre d'homicides, mais d'autres facteurs. Sept pays avaient aboli la peine capitale en 1950, ils sont plus de 100 aujourd'hui. L'histoire montre que les démocraties finissent généralement par se convertir à l'abolition. Ainsi en ira-t-il, un jour, des États-Unis, bien que rien ne soit prévu dans ce sens ces prochaines années. Même dans les pays qui autorisent la peine de mort, peu la pratiquent et, quand ils le font, c'est à une fréquence déclinante[1]. Quasiment 90 % des exécutions capitales sont l'œuvre de trois pays : l'Arabie saoudite, l'Iran et le Pakistan. Même la vie des criminels nous importe.

---

long terme, il est hasardeux de prétendre que cela infirme le diagnostic d'un recul structurel de la violence. En effet, les statistiques de coups et blessures sont très sensibles aux dépôts de plaintes, une difficulté sur laquelle butent souvent les historiens.

[1] On note cependant avec consternation que les exécutions se sont accélérées à la fin du mandat de Donald Trump.

Le dernier indicateur qui démontre la plus grande valorisation de la vie est le nombre de morts dans des conflits armés. Cette assertion peut surprendre tant les médias nous parlent de guerres et nous donnent l'impression d'un « désordre mondial ». Pourtant, là encore, les chiffres nous renvoient une réalité éloignée de nos sentiments : les guerres entre les pays sont peu courantes et le nombre de personnes tuées chaque année, bien qu'en légère augmentation depuis 2010, reste depuis les années 1990 incroyablement bas. En 2015, 150 000 individus sont décédés dans des combats. La Seconde Guerre mondiale avait fait 55 millions de morts. L'histoire de l'humanité est ponctuée de conflits armés qui ont anéanti des millions de personnes, y compris quand la population mondiale ne dépassait pas le milliard d'individus. Ainsi, les invasions mongoles du XIIIe siècle ont tué plus de 10 % des humains[1].

Les démocraties présentent une « aversion » pour la guerre, ce qui n'est pas le cas des régimes autoritaires. C'est ce que Michael Doyle avait appelé « la paix démocratique[2] ». Selon Doyle, il est exceptionnel que deux démocraties entrent en conflit, pour une raison simple : les opinions publiques sont réticentes à voir leur pays guerroyer, car elles en supporteront le

[1] Le livre de Matthew White, *The Great Big Book of Horrible Things* (W. W. Norton & Company, 2012), montre que le nombre et l'ampleur des atrocités mortifères ont tendance à diminuer dans le temps.
[2] Michael Doyle, « Kant, Liberal Legacies, and Foreign Affairs », *Philosophy and Public Affairs*, vol. 12, 1983.

coût humain (et financier). Cette aversion peut aller jusqu'au pacifisme. Il est à ce titre instructif d'analyser l'évolution de la structure des dépenses publiques des démocraties depuis la Seconde Guerre mondiale : les dépenses liées à l'État-providence ont progressivement dépassé et même quasiment évincé les dépenses militaires. Les populations savent que les guerres sont coûteuses, à tous les niveaux. Elles sont incompatibles avec la valeur de la vie telle que nous nous la figurons. Même une « idée » mortifère comme le nationalisme ne veut plus tuer. Doctrine d'expansion et de guerre naguère, elle est devenue idéologie de défense et de protection, ce qui ne signifie pas qu'elle soit efficace pour le but recherché.

Faut-il soigner tout le monde ?

Admettons qu'une année de vie puisse être valorisée à environ 100 000 euros. Autrement dit, il est rationnel de dépenser un montant inférieur ou égal à cette somme pour augmenter la durée de vie d'un patient de 12 mois. Ce mode de calcul par la valeur de l'existence peut indigner ou inquiéter, mais ses résultats doivent rassurer. Encore assez peu de traitements ont un coût annuel supérieur à 100 000 euros, même s'ils sont de plus en plus courants.

Au-delà, l'analyse économique suggère que les sommes en question seront mieux utilisées ailleurs, par exemple pour sauver d'autres patients ou même pour augmenter des investissements dans d'autres domaines, comme l'éducation. Cette façon de penser est difficile à mettre en œuvre. Elle suppose l'organisation de ce que les Anglo-Saxons appellent un « *death panel* » : un comité non médical qui statue sur l'opportunité ou non de délivrer des traitements coûteux à des personnes en situation d'échec thérapeutique. Ma formation économique devrait en principe m'inciter à être favorable à cette idée, dans la mesure où l'argent public n'est pas disponible à l'infini, même pour la santé. Pourtant, je suis opposé à l'instauration des *death panels* et favorable à ce que les décisions de traitement, même très onéreux, reviennent aux médecins dans le cadre de discussions avec les familles. Comme souvent, la liberté et la confiance me semblent la moins mauvaise façon d'appréhender les choses, bien que forcément imparfaite, à l'image de la vie.

J'ai beaucoup réfléchi à ce sujet et je m'en suis fréquemment entretenu avec des praticiens et, notamment, dans le cadre du Conseil d'analyse de la société que dirigeait Luc Ferry, avec David Khayat, longtemps chef du service d'oncologie de la Pitié-Salpêtrière à Paris. Pour des patients pour lesquels un cancer n'est plus maîtrisé, est-il économiquement sage de délivrer l'« ultime chimiothérapie », y compris si son coût est très élevé (et en gardant à l'esprit que l'argent dépensé ici ne l'est pas ailleurs) ? La réponse de Khayat, à laquelle je souscris, est positive pour les trois raisons suivantes.

1 – La loi de l'offre et de la demande s'applique aussi à la vie humaine. Elle implique que ce qui est rare est cher. La valeur de l'existence augmente avec l'âge, car la durée de vie restante, elle, diminue. Pour un patient conscient qu'il n'a plus que quelques semaines à vivre, un mois supplémentaire a une très grande valeur.

2 – Par définition, une « ultime » chimiothérapie s'avère l'être *ex post*. On peut parier sur des probabilités a posteriori, mais la médecine n'est pas une science rigoureusement exacte. Une fois sur dix, la « dernière » chimiothérapie n'est pas la dernière, ce qui a deux conséquences. D'une part, un traitement coûteux peut parfois prolonger la vie non pas de quatre semaines, mais de quatre années. D'autre part, l'administration de ce traitement de la dernière chance équivaut à une dépense de recherche et développement. Des résultats favorables sur un patient donné génèrent des externalités positives sur la connaissance de la thérapie et de la maladie.

3 – Édicter une règle générale et intangible qui soumet une décision médicale à un calcul économique rigide bureaucratise le lien entre le système de santé et le patient. Cela réduit forcément la relation informelle qui doit se nouer entre le médecin et la personne malade et ses proches. Or, les évolutions technologiques et la

demande sociétale plaident au contraire pour une humanisation de ce rapport fondé sur la confiance.

Les médecins ne sont ni des économistes, ni des directeurs financiers. Leurs décisions peuvent entrer en contradiction avec la rationalité économique. Mais on peut aussi compter sur leur sens des responsabilités et leur capacité à raisonner en intégrant des données pécuniaires. Dans tous les cas, il me semble qu'une société doit préférer assumer le risque d'une dépense de santé élevée, et parfois excessive au regard d'une utilisation parfaitement raisonnée de l'argent public, à un rationnement bureaucratique. C'est le système qui prévaut encore en France, et qui paraît être, selon moi, le plus acceptable éthiquement, et pas forcément le moins efficace financièrement.

L'État ne peut pas éliminer le risque sanitaire

Une histoire économique et sociétale de la santé ne serait pas complète sans une analyse de la perception du risque. L'économiste Pierre Bentata montre que la relation des individus à celui-ci a changé avec la révolution industrielle puis la constitution des États-providence[1]. Avant le XIXe siècle, l'État assurait la protection des

[1] Pierre Bentata, *De l'esprit de servitude au XXIe siècle*, Éditions de l'Observatoire, 2021.

citoyens par son armée, en essayant de les défendre contre les agressions d'ennemis extérieurs et en luttant contre les homicides de l'intérieur. Les autres périls faisaient l'objet de contrats privés. Ainsi, depuis l'Antiquité, on pouvait s'assurer contre le risque de perte de marchandises consécutive au naufrage d'un navire de commerce. L'assurance relevait d'un choix individuel et la réalisation du risque, d'une catastrophe. À partir de la révolution industrielle, les syndicats de salariés poussèrent les patrons à souscrire des assurances en leur nom, en particulier dans le domaine de la santé. Ce combat était parfaitement justifié et a augmenté le bien-être collectif. Les États-providence se sont étendus et n'ont jamais été remis en cause. Cependant, souligne Bentata, cette extension a modifié la compréhension du risque par les sociétés. L'État est devenu légitime à leurs yeux pour couvrir les aléas de la vie et donc, par là même, afin d'en limiter le coût. C'est là que réside le problème. En effet, la conséquence logique est que l'on demande voire exige des gouvernements qu'ils empêchent la réalisation des risques ou, mieux encore, qu'ils les éliminent. Voilà nos États face à un souhait impossible, d'autant plus qu'il est agrémenté d'une injonction contradictoire : nous voulons des sociétés de progrès, sans pour autant accepter la part de risque qui en constitue la condition même. La France est devenue le pays du principe de précaution, principe qui freine l'innovation et la croissance, alors même que nos concitoyens se plaignent de l'insuffisante augmentation de leur pouvoir d'achat. Ce paradoxe est impossible à résoudre.

La crise du Covid-19 a conduit des intellectuels et des commentateurs à mettre en cause la mondialisation, le capitalisme et les États dans leur incapacité à empêcher l'arrivée du virus parmi nos populations. Autant il peut être légitime de critiquer la gestion d'une épidémie par un gouvernement donné, autant il est puéril d'accuser un système de laisser se propager un virus sur la planète[1]. Ce risque existe et il ne peut pas être supprimé. Une politique de prévention correctement calibrée, axée sur la lutte contre la cigarette et la consommation excessive d'alcool, et sur la promotion de l'exercice physique, peut diminuer l'incidence d'un grand nombre de pathologies, mais le risque de souffrir d'un cancer ou d'une maladie cardiaque ne peut pas être nul. Quelle que soit la valeur conférée à la vie, même si elle est très élevée, nos politiques sanitaires n'ont pas d'autre choix que d'être en partie réactives une fois les problèmes survenus. Même l'anticipation et la planification n'éloignent pas les dangers. Elles permettent de les mitiger quand ils se matérialisent. Exiger une politique de santé parfaite, qui tendrait à éliminer le risque pathologique, est naïf et dangereux. Cette façon de penser explique que, alors même que le secteur de la santé nous fait bénéficier de progrès sans cesse renouvelés, nous n'avons jamais eu aussi peur d'être malades.

Ce type d'injonctions contradictoires peut être mortifère pour la démocratie libérale. Dans *Les Désillusions*

[1] Cette critique ne pourrait éventuellement valoir que pour le régime chinois, qui a empêché des enquêtes indépendantes au début de la pandémie.

du progrès en 1969, Raymond Aron avait déjà montré en quoi les sociétés développées souffraient de paradoxes qui les menaient à la déception[1]. Pour lui, les trois grands projets de la société moderne sont l'égalité, la socialisation et l'universalisation. Or, l'aspiration à l'égalité se heurte à la réalité granitique de la stratification sociale ; la socialisation entre en collision avec la montée de l'individualisme ; l'universalisation s'avère complexe en raison de la difficulté à construire un droit international. Ainsi que l'écrit Aron dans ses *Mémoires* : « Les désillusions du progrès ne contredisent pas l'optimisme apparent de la théorie de la croissance, elles en limitent la portée[2]. » Il nous faut néanmoins, en adultes, faire preuve d'indulgence pour les démocraties libérales et accepter qu'elles ne puissent nous protéger de tout, y compris en matière de santé.

[1] Raymond Aron, *Les Désillusions du progrès*, Calmann-Lévy, 1969.
[2] Raymond Aron, *Mémoires*, Robert Laffont, 2010.

Chapitre 10

La peur irraisonnée d'un biopouvoir

Une nouvelle vague d'innovations

L'opinion publique française a un rapport paradoxal à la santé. D'une part, elle exige de bénéficier des technologies les plus récentes et n'hésite pas à tancer le gouvernement qui, dans ce domaine comme dans les autres, « n'en ferait pas assez ». D'autre part, elle se méfie des évolutions technologiques qui, bien souvent, sont étrangères et feraient peser le risque d'un contrôle sur les populations. Mais elle craint aussi que les politiques sanitaires « n'en fassent trop », au détriment des libertés individuelles. L'histoire de la version initiale de l'application StopCovid (qui utilisait pourtant des technologies françaises) est de ce point de vue édifiante. Très peu de Français l'ont téléchargée (même pas le Premier ministre Jean Castex !), redoutant que leurs données de localisation ne soient utilisées par le gouvernement pour on ne sait quoi, et transmises à on ne sait qui. C'est toujours le même phénomène : on veut le résultat du progrès sans ses conditions, on veut la protection sans ses exigences. Évidemment, les enjeux des innovations et de la plus grande prise en compte de la santé publique par les gouvernements posent des questions de vie privée.

Le secteur médical connaît une rupture technologique d'une ampleur aussi importante que celles du XIXe et du XXe siècles, quand les vaccins et les antibiotiques ont changé radicalement les perspectives de la vie humaine. L'imagerie, les médicaments, la chirurgie… sont révolutionnés par le numérique, l'intelligence artificielle, les nanotechnologies, la génétique, la robotique, l'imprimante 3D. Il faut prendre la mesure de cette « destruction créatrice » pour pouvoir mettre en place l'organisation économique et sociale qui accélère l'innovation tout en en faisant profiter le plus grand nombre possible d'individus. C'est là le défi de cette ébullition sanitaire, plus que dans les effets supposés négatifs sur nos vies privées, voire sur nos vies tout court. Je ne dis pas qu'ils n'existent pas, mais ils paraissent grossis et plus faciles à contrôler qu'on ne le prétend. Mais peut-être sont-ils quelque peu surestimés, alors que les défis économiques, eux, sont sous-estimés.

L'innovation en santé entre dans l'ère de la « synthèse créative ». Les historiens divisent souvent les vagues d'innovations en deux périodes. D'abord, la « destruction créatrice technologique » à proprement parler, pendant laquelle des technologies surgissent, mais sans que l'on puisse comprendre encore quelles seront leurs applications concrètes. Cette phase est anxiogène, car un ancien monde commence à s'écrouler sans que les avantages du monde nouveau apparaissent clairement. Ensuite vient la période de « synthèse créative », au cours de laquelle les nouvelles technologies se combinent et sont marketées pour devenir des produits à l'utilité évidente. Par exemple, le domaine de la santé « connectée » a atteint le point de synthèse créative. Nos corps et ceux de nos enfants sont destinés à être surveillés par nos chaussures, nos vêtements, nos miroirs et nos smartphones. Des boîtes de médicaments peuvent être connectées (pour vérifier la bonne observance des traitements), parfois les médicaments eux-mêmes (pour rendre compte de leur assimilation).

Ce nouveau monde pose des questions qui inquiètent : faut-il avoir peur de l'utilisation qui peut être faite de nos données de santé ? Ne risquons-nous pas de devenir les sujets d'une biopolitique[1] ? Ce modèle d'innovations est-il soutenable économiquement ? Quelles que soient les interrogations, l'histoire a largement montré qu'une société ne résiste pas à des technologies dont les individus considèrent, à tort ou à raison, qu'elles leur sont utiles. C'est au secteur de la santé et aux pouvoirs publics d'œuvrer non pas pour les freiner mais, éventuellement, pour les réguler. Une mission qui exige plus de compétences que de bons sentiments.

---

[1] La biopolitique est le pouvoir qui s'exerce sur les corps. Le terme est introduit par Michel Foucault dans une conférence donnée en 1974 sur « la médecine sociale ».

L'entrée des géants du numérique dans la santé

On ne compte pas le nombre d'articles et événements tentant de cerner l'impact de l'intelligence artificielle sur le secteur sanitaire. Cette prise de conscience est tardive mais salutaire. Les algorithmes de l'IA se nourrissent de milliards de données (mots, images, sons, chiffres…) : c'est ce que l'on appelle le *big data*. Sans data, pas d'IA. La performance de celle-ci émane aujourd'hui autant du nombre de données qu'elle utilise comme carburant que de la qualité des algorithmes. Ainsi, parler de *big data* plutôt que d'IA permettrait sans doute de mener une réflexion plus adaptée.

Si l'on veut comprendre ce que le *big data* et l'IA vont changer en matière de santé, il faut tourner son regard vers l'une des plus grandes entreprises chinoises : le groupe Tencent, fondé en 1998 et dont la capitalisation boursière dépasse 500 milliards de dollars, qui détient notamment la messagerie WeChat, utilisée par plus d'un milliard de personnes, et développe à une vitesse spectaculaire un écosystème global dans la santé. Au départ de sa réflexion stratégique se trouvent les faiblesses de l'« expérience client » proposée par le système de santé chinois traditionnel : longues attentes chez le médecin ou à l'hôpital, qualité de soins inégale, remboursements *ex post*… Tencent a conçu son offre à partir des fonctions rendues possibles par sa messagerie : prise de rendez-vous en ligne, paiement via les smartphones, souscription d'une assurance-santé... Ce premier bloc de services, déjà utilisé par plus de 100 millions de Chinois, donne aux patients la capacité à accéder à une offre de santé de manière fluide. Tencent collecte en outre des informations (activité sportive, alimentation, rythme cardiaque...) sur les personnes qui le souhaitent ou, souffrant d'une pathologie chronique, en ont besoin pour leur dossier médical. Ce deuxième bloc permet de suivre en continu l'état de santé de certains patients pour anticiper ou cibler des traitements. Enfin, le groupe investit dans des start-up de technologies médicales, notamment dans l'IA et l'imagerie, afin d'organiser une offre de santé *offline*. Si ce troisième bloc est déjà déployé dans certains hôpitaux, l'ambition de Tencent va beaucoup plus loin. Il s'agit pour le géant chinois de faire converger ces trois blocs pour multiplier les « cliniques Tencent ». Elles se présentent pour l'instant davantage comme des « points santé » que des hôpitaux à proprement parler, mais l'essentiel réside dans la volonté de l'entreprise de proposer une offre de santé intégrée, de la prise de rendez-vous au soin, en passant par le financement assurantiel.

L'accumulation de données et leur traitement constituent l'avantage compétitif central de cette nouvelle économie de la santé. C'est grâce à elles qu'il devient possible de connecter, quand le besoin se présente, le patient avec les acteurs du système, et de lui proposer les soins les plus ciblés et donc les plus performants. On comprend pourquoi Amazon et Alibaba s'intéressent aussi de près au secteur de la santé. Même si ces deux entreprises n'exploitent pas de messagerie, elles connaissent parfaitement les comportements de consommation de leurs clients et maîtrisent la chaîne logistique pour livrer des médicaments avec une grande fiabilité. Tencent, Alibaba et Amazon estiment qu'ils peuvent améliorer considérablement l'expérience client sur un marché qui, dans les pays développés, va croître de 2 à 5 % par an pendant très longtemps.

Si elle se concrétisait, cette reconfiguration de l'offre aurait des conséquences importantes pour les laboratoires pharmaceutiques, qui deviendraient, de ce fait, les clients de ces pieuvres chinoises et américaines. Ce n'est pas pour demain mais, au regard de la capacité d'investissement de ces groupes, la restructuration du système de santé peut se réaliser d'ici 2030, avec un défi majeur pour les laboratoires : comment maîtriser un maximum de data pour ne pas devenir les sous-traitants d'un ensemble capitalistique sino-américain ?

Nous entrons dans l'ère du *quantify ourself* en continu. Nos corps seront de plus en plus reliés à des capteurs pour mesurer le rythme cardiaque, la tension artérielle, le taux de sucre… qui vont générer des data. Contrairement à ce qui est affirmé en Europe, le problème posé est moins éthique que psychologique, et surtout économique. Les acteurs de santé, pour faire tourner leurs algorithmes d'IA, peuvent utiliser des données anonymisées. Car, pour eux, il s'agit moins de cibler des offres commerciales personnalisées que de réaliser des études sur l'impact sanitaire de telle ou telle technologie, tel ou tel service ou médicament. En outre, partager les informations sur sa santé peut parfaitement être assimilé à un don servant l'intérêt général. Enfin, on peut interdire de les transmettre à des assureurs. C'est une question de droit et de respect de la loi peu complexe, en théorie comme en pratique. En réalité, le problème est ailleurs et il est double : l'absence d'acteur européen du calibre de Tencent, Amazon ou Apple condamne nos entreprises médicales, pharmaceutiques ou industrielles, à devenir des sous-traitants de ces mastodontes, et à leur laisser les meilleurs profits, les meilleurs salaires et les meilleurs dividendes ; la domination sino-américaine dans le domaine des géants des *health tech* nous fait progressivement perdre notre souveraineté sanitaire car ceux-ci attirent les compétences et le capital.

L'Europe a absolument besoin de faire émerger des groupes comme Tencent, susceptibles de mettre à la disposition du public les applications les plus modernes en matière de santé, mais dans le respect de notre droit, garant de nos libertés et de notre vie privée. La technologie, le *big data*, ne saurait constituer une menace en soi. Elle est un outil au service de la santé, de la prospérité et de notre indépendance. Le danger réside dans l'utilisation de ces innovations par les dictatures. L'État de droit européen peut parfaitement s'en prémunir.

Faut-il craindre l'instauration d'un biopouvoir ?

L'instauration d'un biopouvoir n'est pas consubstantielle à la modernité ni aux technologies, même celles qui touchent directement au corps et, plus encore, au cerveau. La technologie offre de nouvelles possibilités à un pouvoir, mais ce qui pose le problème de la liberté dans la proposition précédente, c'est le caractère *dictatorial* du pouvoir. Investir dans les technologies de santé ou, plus globalement, mener une politique de santé publique ne s'identifie pas à la volonté d'instaurer un biopouvoir totalitaire.

Certains de mes collègues du débat public ont voulu caractériser la période de l'état d'urgence sanitaire de 2020 comme une restriction condamnable et potentiellement durable de nos libertés. En France, de nombreux intellectuels pensent élégamment, mais pensent faux. Cela vaut aussi pour certains de mes amis libéraux qui, reprenant, une fois de plus, les thèses de Michel Foucault, ont voulu y voir la matérialisation d'un biopouvoir technologique fondé sur le contrôle d'Internet, de nos déplacements et de nos données médicales. Pratiquant l'éthique de responsabilité et non de conviction, et la paranoïa ne faisant pas partie des névroses qui m'accablent, je ne peux pas croire que les dirigeants démocratiques du monde entier aient accueilli avec joie l'épidémie de Covid-19, en y voyant l'occasion rêvée de faire un coup d'État napoléonien et d'en finir avec la liberté d'expression. Ayant quelque peu fréquenté nos gouvernants pendant la phase aiguë de la pandémie, il m'avait plutôt semblé qu'ils étaient inquiets, voire catastrophés par la situation, et jamais je n'ai décelé chez eux de jouissance intérieure à l'idée de profiter des circonstances pour instaurer une dictature. Opérationnellement, la proclamation de l'état d'urgence sanitaire était, pour la France, la meilleure chose à faire, et le confinement la moins mauvaise en l'absence de traitement, de tests et de masques. L'analogie avec la guerre mise en avant par Emmanuel Macron était discutable à l'infini mais compréhensible, et la guerre nécessite de prendre des mesures exceptionnelles et transitoires. Certains épidémiologistes annonçaient, si rien n'était fait, de 200 à 500 000 morts en France, sans compter les séquelles pour les malades survivants. D'ailleurs, les gouvernements qui ont joué les gros bras sur l'air de « ce n'est pas un petit virus qui va nous impressionner » sont généralement rapidement rentrés dans le rang, à l'exception du président brésilien Bolsonaro, un individu qui ne correspond pas exactement au modèle que j'ai du démocrate idéal, intelligent, responsable et soucieux des intérêts de son pays à long terme. Ceux qui, derrière leur ordinateur, expliquaient qu'on en faisait trop, devraient s'adonner à cet exercice de pensée aronien et répondre à la question suivante : « En toute honnêteté, qu'aurais-je fait à leur place ? »

La liberté en France, comme dans la majorité des pays occidentaux, n'est pas menacée par une volonté consciente des gouvernements de la supprimer. Elle est atrophiée par la grande difficulté des politiques et de l'administration à admettre que la bureaucratie générée par l'État central est souvent un problème, alors que la confiance en la responsabilité individuelle et dans des structures décentralisées serait la plupart du temps une solution. Dans notre pays, un président de la République empreint d'une idéologie plutôt libérale n'a pas été capable de tailler dans l'invraisemblable maquis de lois et de réglementations dans lequel nous tentons de nous mouvoir. Ainsi, si l'hôpital français souffre, c'est d'être sous-financé, mais aussi empêché par une administration tellement tatillonne qu'elle a rendu le cadre sanitaire incroyablement rigide. Plusieurs directeurs d'hôpitaux m'ont confié qu'ils avaient surmonté la crise en dérogeant aux règles habituelles. J'entends souvent dire que cette institution souffre d'être gérée comme une entreprise. Quelle méconnaissance de l'entreprise ! Avant la récession du printemps 2020, celles-ci embauchaient beaucoup, investissaient, les salaires augmentaient et elles étaient globalement très rentables. C'est assez différent de la situation des hôpitaux. Les collectivités locales souffrent aussi de la bureaucratie étatique. Quand l'État avait des difficultés à acheminer des masques, des maires organisaient de véritables filières d'importation. Quand nous manquions de tests, les villes essayaient, parfois en luttant contre les ARS (les Agences régionales de santé), de monter des centres de dépistage.

L'État français n'est pas totalitaire, mais paternaliste et dépensier. Il est plus proche du père Noël que de Benito Mussolini. Ceux qui s'inquiètent du recul des libertés devraient regarder du côté des gouvernements populistes, dont certains, comme celui de Viktor Orbán en Hongrie, ou de Vladimir Poutine en Russie, revendiquent leur illibéralisme sur les questions non strictement économiques, sans parler évidemment de la Chine. De fait, à l'ancienne opposition entre les pays capitalistes et les pays socialistes s'est substituée une ligne de fracture entre les démocraties libérales et les pays capitalistes autoritaires. La France fait résolument partie des premiers, de la même façon que la Chine fait résolument partie des seconds. La question des libertés va structurer les débats philosophiques et politiques de ces prochaines années. La crise du Covid-19 ne fait que renforcer les positions idéologiques et les tensions entre ces deux blocs. La Chine est plus liberticide qu'avant l'épidémie. Ce n'est pas le cas des démocraties libérales comme la France ou le Royaume-Uni. Les États-Unis constituent un cas à part et instable. La population reste très attachée à la liberté, mais le président Trump a eu des velléités illibérales illustrées par sa tentation opiniâtre de contrôler la justice fédérale ou par son refus d'accepter la victoire, pourtant nette, de Joe Biden au moment de l'élection présidentielle.

Le meilleur des mondes ?

Le risque de biopouvoir existe en soi. Beaucoup d'entre nous ont été marqués à vie par *Le Meilleur des mondes* d'Aldous Huxley, publié en 1932. Dans ce roman, faire l'amour, attendre un enfant et accoucher (la « viviparité » dans le vocabulaire du roman) est une séquence barbare. Les protagonistes peinent à imaginer que des pratiques si sauvages aient pu exister ; la sexualité y est totalement dissociée de la procréation, les bébés sont conçus artificiellement et les fœtus sont gardés dans des « centres d'incubation et de conditionnement ». Les embryons sont traités de telle façon qu'ils développent des caractéristiques qui détermineront leur positionnement social : les Alpha, beaux et intelligents, seront l'élite, les Delta et les Epsilon, petits et laids, seront produits en série et occuperont essentiellement des fonctions manuelles. Ce mode de production permet d'assigner à chacun une place sur le marché du travail selon les besoins exprimés par les entreprises. L'accès à la sérénité est assuré par une drogue sans danger appelée « soma ». Le livre d'Huxley est souvent présenté comme une critique de la technologie et une anticipation de notre avenir. C'est une lecture partielle de ce grand roman. Huxley l'a rédigé en 1931. Il avait été marqué par le climat d'insouciance de la Belle Époque et par l'utilisation mortifère des technologies pendant la Grande Guerre. Mais ce qui l'inquiétait avant tout, c'était la montée du fascisme et du nazisme, et la façon dont ces idéologies totalitaires « planistes » utiliseraient les progrès de la deuxième révolution industrielle (la chimie, l'aéronautique, les transports modernes...).

Le Meilleur des mondes est davantage une critique du socialisme que du progrès technique. Le plus alarmant est moins la disparition de l'accouchement que la nationalisation de la procréation, ou sa monopolisation dans des mains privées. Les embryons sont développés dans une structure étatique et la notion même de famille n'existe plus. L'État contrôle une technologie hyperpuissante et achète la paix sociale en distribuant une drogue. Le fonctionnement du marché du travail est planifié. La liberté est contrainte politiquement et biologiquement. Ce que montre génialement Huxley, c'est la façon dont un État peut accaparer et maîtriser une technologie en annihilant les libertés individuelles. Plus les technologies sont performantes, plus leur concentration dans les mains de gouvernants est dangereuse. Voilà la leçon. À l'inverse, on peut imaginer un monde qui ne soit pas « vivipare », mais néanmoins libre et heureux. Cette possibilité nous est ouverte.

En janvier 2020, le Premier ministre hongrois Viktor Orbán a annoncé que les médicaments utilisés dans le cadre de l'infertilité seraient intégralement remboursés. Plus spectaculaire : l'État a acquis par décret six cliniques privées spécialisées dans l'aide à la procréation . Il considère qu'il est davantage capable que le secteur privé d'y augmenter le nombre de patients admis et d'accélérer l'octroi des traitements. La Hongrie ne se contente plus d'une politique nataliste classique, consistant à diminuer les impôts des familles nombreuses ou à faciliter l'accès à des modes de garde. La technologie y est un outil permettant de redresser la population sans faire appel à l'immigration, et ce en contradiction avec les préconisations de l'Église, alors même que Viktor Orbán veut

« rechristianiser » la Hongrie. En effet, le pays autorise la PMA pour les femmes célibataires jusqu'à 45 ans et serait ouvert au remboursement de la congélation des ovocytes. Orbán, de façon parfaitement illibérale, souhaite que l'État facilite l'utilisation de ces technologies, voire qu'il les développe lui-même. La Chine et la Russie veulent la domination technologique, la prospérité et l'influence géopolitique. La Hongrie voit dans la technologie un moyen de lutter contre la disparition d'une population de tradition chrétienne.

L'attitude de la Hongrie n'est pas moins contestable éthiquement que les politiques russe ou chinoise, car elle veut s'approprier la technologie dans un but précis. Comment voir d'un bon œil la nationalisation d'hôpitaux spécialisés dans la fertilité après avoir lu Aldous Huxley ? Rien ne serait plus dangereux qu'un État qui mettrait sa main puissante sur ces innovations. La devise du *Brave New World* d'Huxley est « Communauté, Identité, Stabilité ». Elle cadre parfaitement avec la politique d'Orbán. Ce n'est pas le libéralisme qui nous rapproche du *Meilleur des mondes*, mais son exact inverse : l'illibéralisme nationaliste.

Notre imaginaire transforme les avancées technologiques en cauchemars. Aiguillés par ces dystopies, nous anticipons un monde déshumanisé où nos cerveaux se verront manipulés par des nanopuces électroniques et où des bébés seront fabriqués en laboratoire, un monde qui fera disparaître les aspérités faisant la richesse de la vie. Mais le progrès des techniques médicales ne préfigure pas forcément un tel cauchemar. La finalité de leur usage est encore entre nos mains.

Faut-il craindre l'avènement d'une société hygiéniste ?

Notre société n'est ni liberticide, ni hygiéniste

Notre société, accusée à tort d'être devenue liberticide sur l'autel de la santé, serait-elle au moins devenue apeurée et hygiéniste ? Ce procès a été tenu, notamment, par Bernard-Henri Lévy dans un petit livre publié à la sortie du premier confinement de 2020[1]. Il est vrai que, à la faveur du Covid-19, les médecins ont acquis une place inédite dans les médias. Les Français ont pu assister à leurs querelles et découvrir leur ego. Ces débats à la télévision, à la radio ou dans la presse écrite étaient indispensables. Quoi de plus normal que d'inviter des médecins dans une période d'épidémie ? Mais cela laissait parfois un goût étrange pour deux raisons. La première, c'est que, ce Covid-19 étant tout neuf, la science, qui avance par tâtonnements, se faisait devant nous. Or, le public n'est pas censé être formé en épistémologie. Ceux qui fréquentent Karl Popper savent que la méthode scientifique est par essence conflictuelle, puisqu'elle consiste

[1] Bernard-Henri Lévy, *Ce virus qui rend fou*, Grasset, 2020.

à essayer d'infirmer des faits considérés comme bien établis. Mais cette conflictualité n'est pas forcément intuitive. La deuxième raison, c'est que certains médecins sont devenus prescripteurs de politiques publiques, sans faire preuve de sens politique et sans capacité à embrasser une vision globale des problèmes. Ainsi, une politique sanitaire ne peut se suffire à elle-même. Elle doit composer avec des impératifs économiques, sociaux, psychologiques... Certains soignants médiatiques n'ont pas toujours eu conscience de cela.

Cela étant dit, je pense que désigner notre société comme excessivement hygiéniste, et même liberticide, résiste mal à une analyse historique.

La première critique de l'hygiénisme émane du risque que ferait courir une supposée excessive médicalisation des corps. Michel Foucault est le principal représentant de ce courant de pensée. Rappelons que, selon lui, les asiles ont pour dessein non pas de soigner les « fous », mais de les enfermer parce qu'ils seraient trop dangereux pour la société moderne. L'altérité qu'ils incarnent serait insupportable pour les valeurs bourgeoises, il faut donc les faire disparaître. J'ai expliqué en quoi cette analyse était certes séduisante, mais absolument fausse. Le développement de la psychiatrie à partir de la fin du XIXe siècle traduit plus un souci de l'autre qu'une poursuite obsessionnelle de la pureté. Foucault, en forgeant dans les années 1970 le concept de biopouvoir, voulait montrer que le gouvernement des corps avait succédé à celui des âmes. La politique de l'Ancien Régime avait, selon lui, été remplacée par une biopolitique visant à faire disparaître les éléments subversifs et à discipliner les corps pour, notamment, les faire travailler – on retrouve là son obsession anticapitaliste et ses fantaisies intellectuelles.

Une autre critique avance que l'hygiénisme serait censé empiéter à mauvais escient sur la liberté individuelle. Après tout, chaque être humain a le droit de se faire du mal : de vouloir fumer, boire beaucoup d'alcool, d'être réticent à l'activité physique, ou même de se suicider. Cette théorie est souvent employée incorrectement, y compris par les libéraux eux-mêmes. Certes, une personne qui se suicide fait avant tout du mal à elle-même – elle en fait au passage aussi beaucoup à son entourage, mais laissons cela. En revanche, l'excès de cigarettes et d'alcool génère des externalités négatives puissantes. Le tabagisme passif tue et l'abus de boisson provoque un grand nombre d'accidents de la route et de violences. Il est logique qu'une société s'organise pour non pas forcément interdire, mais modérer l'usage de ces substances. Il n'y a rien d'exagéré dans ces limitations. Elles sont même parfaitement libérales au sens classique et exact du terme : la liberté d'un individu peut s'étendre tant qu'elle n'affecte pas celle des autres. En l'occurrence, la personne qui fume à mes côtés, sans mon autorisation et alors que je ne fume pas, empiète sur la « propriété de mon corps » (même si, légalement, cette notion n'existe pas en France). Ce raisonnement s'applique en période d'épidémie d'un virus respiratoire : porter un masque ne revient pas simplement à se protéger soi-même.

À titre personnel, je n'ai jamais eu peur d'attraper le Covid-19, ne faisant pas partie des individus à risque. J'ai décidé de porter un masque (et plus tard de me faire vacciner), même quand ce n'était pas obligatoire, pour ne pas être un vecteur de la maladie et ne pas anéantir la liberté de ceux que je pourrais contaminer. Ma philosophie m'interdit de transmettre un virus qui peut être invalidant ou mortel pour certaines personnes, quand je dispose d'un moyen bon marché, simple et peu gênant de l'éviter. Il est à cet égard notable que, dans plusieurs pays dont le nôtre, la transmission du virus du sida en connaissance de cause soit un délit pénal. En France, des affaires sont régulièrement jugées qui, parfois, vont jusqu'à des condamnations à des peines de prison ferme. Pour que la personne soit considérée comme coupable, il faut évidemment qu'elle ait été consciente d'être porteuse du virus et d'être susceptible de le transmettre au moment des faits, ce qui est souvent difficile à prouver. Concernant le Covid-19, dans la quasi-totalité des cas, le « vecteur » ignore qu'il est atteint de la maladie et, en outre, contaminer quelqu'un est beaucoup plus « facile » que pour le VIH. Mais ce qui est remarquable, c'est que le droit considère éventuellement délictuelle la transmission d'un virus en connaissance du risque, et même sans intention de nuire. C'est le même raisonnement philosophique et juridique qui justifie l'obligation légale de certains vaccins. Il est moins question d'hygiénisme que de comportement social et d'efficacité sanitaire.

La dernière grande critique de l'hygiénisme souligne que la santé ne saurait être une valeur en soi. Ce qu'André Comte-Sponville nomme le panmédicalisme est l'idéologie qui consiste à considérer la santé comme l'aiguillon collectif de la politique, et l'aiguillon individuel de la « vie bonne ». Cet argument est juste en principe. Car, bien évidemment, la santé ne représente pas toute la vie et ne constitue pas une valeur. On ne sera pas une meilleure personne parce qu'on est bien portant. À l'inverse, on peut être courageux, juste, honnête, généreux, alors qu'on est malade. La poursuite de la santé ne saurait donner un sens à l'existence. D'une part, ce serait peine perdue dans la mesure où il n'est aucune vie sans problème de cet ordre. On peut essayer de vivre en forme et longtemps, mais cela ne saurait être un objectif ultime. Ceux qui, sur Instagram, font l'apologie de leur santé et de leur corps me paraissent un peu ridicules. J'ai déjà évoqué le malaise que je ressens quand je vois des personnes fortunées faire des séjours de remise en forme dans des cliniques luxueuses où elles jouissent de pratiquer la cryothérapie (qui consiste à être plongé dans une cuve refroidie à moins 100 degrés), de se faire réveiller à l'oxygène et vidanger le côlon avec de la tisane aux pruneaux. Mais cela me semble plus relever du narcissisme que de l'inversion des valeurs. Je ne connais personne qui pense qu'un individu handicapé soit moralement inférieur à un autre qui ne l'est pas. En réalité, tout le monde trouve cette idée absurde et scandaleuse ; quand quelqu'un souffre dans sa chair, on veut l'aider non pas pour qu'il récupère une dignité qu'il n'a jamais perdue, mais pour qu'il recouvre sa capacité d'agir et sa pleine liberté d'humain. Je n'ai jamais rencontré une personnalité politique qui propose la santé comme unique horizon. Le danger du panmédicalisme me paraît donc assez théorique. Au regard du respect inégal des « gestes barrières » recommandés pendant la crise du Covid-19 en France comme aux États-Unis, l'hygiénisme semble loin de menacer nos démocraties.

Histoire de l'hygiénisme

De fait, en France, l'hygiénisme n'a jamais été attentatoire aux libertés. Il est la résultante d'un mouvement à la conjonction du progrès scientifique et des idées radicales et socialistes. Dès le XVIIIe siècle, Lavoisier avait popularisé la théorie selon laquelle l'étude de la chimie pouvait servir l'hygiène et la médecine ; c'est pourquoi il est souvent cité comme le père de l'hygiénisme qui s'est développé au XIXe siècle. Le savant s'était intéressé aux problèmes d'aération des lieux publics, de pollution des villes, de circulation de l'eau potable, d'évacuation des eaux usées ou de transmission des maladies dans les abattoirs. Il avait aussi travaillé sur l'hygiène alimentaire : comment purifier la nourriture ? Où la conserver ? Dans quels métaux les casseroles doivent-elles être conçues pour chauffer vite ? Que servir dans les hôpitaux ?...

La science pastorienne a fortement accéléré la tendance à l'hygiénisme pour d'excellentes raisons. Elle s'est substituée à la théorie des miasmes, selon laquelle ce qui sentait mauvais était pathogène. Bien sûr, il arrive qu'une odeur désagréable soit le signal d'un danger sanitaire. Mais beaucoup de maladies infectieuses ne sentent rien et, si le vent transporte les odeurs difficiles, il n'a pas, comme on le croyait encore dans la première partie du XIXe siècle, de conséquences sur la transmission des maladies, au-delà d'une toute petite distance… Pasteur a montré ce contre quoi il fallait agir, en vaccinant et en désinfectant. Cette découverte extraordinaire de la science des microbes a pu être maladroitement utilisée en raison de l'incomplétude des connaissances. On a ainsi longtemps considéré que les cancers émanaient de virus ou de bactéries (c'est parfois vrai). Malheureusement, la désinfection ne détruit pas les tumeurs. Grâce à la science, on a appris, peu à peu, comment combattre les microbes : par des règles d'hygiène et par la conception d'un habitat différent, avec des modalités de circulation de l'eau modernes. Le baron Haussmann fut très attentif à cette problématique. Le progrès scientifique et l'hygiène ont changé, pour le meilleur, l'habitat et l'urbanisme. Nos projets contemporains d'écoquartiers et de rénovation des logements relèvent de la même logique. Il fallait lutter jadis contre les microbes. Nous devons à présent lutter contre les émissions de CO_2. Il s'agissait, par l'hygiène, de vivre mieux et plus longtemps. Il s'agit, par l'écologie, de vivre dans un environnement meilleur pour nous. L'écologie participe de l'hygiénisme du XXIe siècle.

Au XIXe siècle, l'hygiénisme relevait aussi de la solidarité. Dans un premier temps, les auteurs marxistes ont dénoncé la saleté des habitats populaires en la reliant à la misère des ouvriers. Marx n'était pas le seul à se faire l'écho des conditions de travail de certains salariés.

Celui qui deviendra son meilleur ami, Friedrich Engels, à seulement 24 ans, fut envoyé par sa riche famille pour un stage dans une manufacture anglaise[1]. Ironie de la situation, il en tira une étude défavorable aux capitalistes : *La Situation de la classe laborieuse en Angleterre en 1844*. Engels notait qu'au-delà d'un prolétariat misérable, il existait également un sous-prolétariat, essentiellement composé d'Irlandais, qui déambulait dans les rues en guenilles et ne se nourrissait que de pommes de terre défraîchies. Il a aussi observé qu'à Manchester, les anciennes maisons avaient été abandonnées par leurs habitants, et étaient désormais peuplées par des foules d'ouvriers dans des conditions de saleté inhumaines. Et le philosophe de rapporter qu'en 1842, un pauvre sur six en Écosse est atteint du typhus. Adolphe-Jérôme Blanqui, le frère du révolutionnaire célèbre, fera en 1848 un constat similaire dans le nord de la France[2]. Marx et ses amis ne sont pas les seuls à prendre conscience d'un décalage entre le progrès des techniques et les conditions de vie. Les médecins, les ingénieurs, les économistes chargés d'établir des rapports sur ces sujets ont décrit tous à peu près la même situation, en France ou en Angleterre. Les logements ouvriers sont petits, mitoyens pour économiser des terrains, donc peu lumineux, peu aérés, et humides. Les enfants sont rachitiques.

---

[1] La rencontre à la fois physique et intellectuelle entre Engels, marqué par les conditions de travail des ouvriers employés par son père, et Marx, moulinant sa méthodologie historique matérialiste, aura lieu à Paris, à l'été 1844, au café de la Régence, rue Saint-Honoré.

[2] Adolphe-Jérôme Blanqui, *Des classes ouvrières en France, pendant l'année 1848*.

Les microbes se diffusent, favorisant variole, typhoïde, scarlatine et diphtérie[1].

Les travaux d'urbanisme rendirent la vie dans les grandes villes plus saine, mais aussi plus onéreuse. On assista, comme aujourd'hui quoique sur une échelle moindre, à un phénomène de gentrification. Si les villes actuelles sont obsédées par l'écologie, celles de la fin du XIXe siècle l'étaient par l'hygiène. Les constructions devinrent plus chères et les plus riches voulurent profiter de ce nouveau confort, ce qui augmenta la demande. Certaines villes de province proposèrent aux bourgeois de vastes maisons aérées, à proximité des montagnes ou de la mer, afin de soulager leurs maux physiques ou psychologiques. Les frères Émile et Isaac Pereire imaginèrent Arcachon, destiné à soigner les tuberculeux. Les ouvriers pauvres, cantonnés dans les banlieues, s'entassaient dans les taudis décrits par Engels et Blanqui.

C'est là qu'intervient la politique. Comment assurer, au regard de ces nouvelles connaissances, l'hygiène publique ? Faut-il, comme l'exige la droite bourgeoise, surveiller et punir ? Doit-on au contraire, comme le demandent les solidaristes, mener une politique dirigée par l'État pour aider à rénover l'habitat de banlieue ? C'est cette doctrine portée par les radicaux qui l'emporta. La loi du 30 novembre 1894 accorda des « avantages

---

[1] Michel Ragon cite nombre de ces rapports sur le logement ouvrier dans son *Histoire mondiale de l'architecture et de l'urbanisme modernes*, tome I, *Idéologies et pionniers*, Casterman, 1986.

aux sociétés se constituant dans le but de construire des maisons hygiéniques et à bon marché » (prêts bonifiés et avantages fiscaux, exactement comme aujourd'hui avec les mesures en faveur de l'habitat écologique)[1]. L'État se rendait compte de l'impact sanitaire de ces travaux de rénovation : les résultats sur la baisse de la mortalité apparaissaient significatifs. Il faut avoir conscience de l'ampleur symbolique de ces mesures. L'État sortait de ses fonctions régaliennes pour devenir, progressivement, un État-providence, visant la protection de la santé de tous, plaçant la solidarité au service de l'hygiène. Il créait des dispensaires afin de déceler les cas de tuberculose, et envoyait des enfants en colonies de vacances « pour leur faire prendre le grand air ». Lentement, mais de façon décisive, les pouvoirs publics instaurèrent des systèmes d'assurance publique obligatoire (le premier en 1894 en faveur des salariés des mines).

Ce sont les progrès de la science qui débouchent sur une plus grande redistribution, pour des raisons de justice mais aussi d'efficacité. On reconnaît une thématique qui sera longtemps celle de la social-démocratie : la justice sociale n'est pas simplement désirable en soi, elle est aussi censée être efficace[2]. Le microbe frappe indistinctement : il est de l'intérêt des riches d'aider les pauvres. La création d'un ministère de la Santé en 1919

---

[1] Georges Vigarello, *op. cit.*

[2] Ce dernier point peut être discuté et il l'est aujourd'hui en France : dans quelle mesure la redistribution, à partir d'un certain niveau, devient injuste et inefficace ? Autrement dit, il existe bien un optimum de redistribution, même si celui-ci est difficile à déterminer concrètement.

en Angleterre et en 1920 en France conforte l'évolution solidariste. Jusqu'alors, le ministère de l'Intérieur était responsable de l'hygiène, via la déclaration obligatoire des maladies infectieuses et les obligations vaccinales. La mise en place d'un ministère de la Santé officialisa la notion de solidarité par le partage du soin. Faut-il y voir une mauvaise intention visant à contrôler les corps pour mettre hors d'état de nuire les éléments subversifs pour la société ? Ne s'agit-il pas surtout de la continuation de l'histoire humaine qui, comme on l'a vu, a dès le départ considéré le soin de soi et des autres comme une ardente nécessité ? Le ministère de la Santé et ses politiques, parfois maladroites, parfois coûteuses, sont les avatars d'une société qui cherche à se civiliser et à s'améliorer.

Faut-il mépriser la santé ?

La médecine s'est toujours trouvée face à deux types d'oppositions. La première relève de ce qu'on appellerait aujourd'hui l'anticapitalisme décroissant. Ce courant est parfaitement représenté par le philosophe autrichien Ivan Illich et, en particulier, par ses ouvrages des années 1970. Pour lui, la société industrielle se caractérise par ce qu'il nomme la « contre-productivité » : à partir d'un certain degré d'emploi, un outil devient surutilisé et en position de monopole ; cette surutilisation se définit par le fait qu'elle agit à l'encontre du but poursuivi. Illich prend l'exemple de la voiture individuelle. Au début, son usage permet de se déplacer plus rapidement. Les gens en achètent, l'industrie se développe, les services comme les garages et les auto-écoles aussi… La voiture individuelle acquiert un monopole des déplacements. Sa surutilisation devient visible quand les temps de transport s'allongent, voire deviennent supérieurs à ce qu'ils étaient avant son invention. La résolution de ce paradoxe se trouve dans le concept de « convivialité ». Chez Illich, elle correspond à un emploi raisonné, modéré et surtout sensé d'un outil : l'homme doit contrôler son usage.

Présentée comme cela, la théorie d'Ivan Illich est logique et séduisante. Tous ceux qui vivent dans des métropoles ont pu constater que l'efficacité de l'automobile individuelle en termes de temps de déplacement fonctionnait à rendements décroissants. Mais le bon sens quitte Illich quand il applique son raisonnement de façon idéologique à l'école ou à la santé, dans un ouvrage intitulé *Némésis médicale*[1]. Selon le philosophe, les progrès de la santé n'en sont pas. Ce sont l'amélioration des conditions d'existence et la baisse du taux de mortalité infantile qui expliqueraient l'augmentation de l'espérance de vie. Nous avons vu dans quelle mesure ces deux propositions étaient excessives, mais l'idéologie est insensible aux faits. Illich soutient que la médicalisation nous pousse à déléguer le soin à l'industrie pharmaceutique et, ainsi, à cesser de nous préoccuper de vivre sainement. À quoi bon manger des légumes frais et faire du sport,

[1] Ivan Illich, *Némésis médicale, l'expropriation de la santé*, Le Seuil, 1975.

puisque l'industrie nous promet de nous soigner ? Selon Illich, la hausse des dépenses de santé entraîne aussi une explosion de maladies « iatrogènes », c'est-à-dire celles dues à un mauvais usage ou à une surconsommation de médicaments. Enfin, il regrette que la médecine moderne nous promette d'éviter la souffrance et de repousser la mort, car, selon sa philosophie naturaliste, l'humain doit accepter cette condition de mortel qui « fait grandir ». Pour Ivan Illich, la médecine moderne ne vaut pas mieux que celle de Molière. Il décéda d'ailleurs d'un cancer car il refusa de se soigner. Ses théories servent encore malheureusement de soubassement aux thèses complotistes les plus grotesques et dangereuses.

Le dolorisme fataliste d'Illich fait le lien avec le second courant antimédecine, religieux, incarné aux États-Unis par le théologien chrétien Rusty Reno, dont un article, publié au cœur de la crise du Covid-19, a suscité une importante polémique[1]. Dans ce papier, dont le titre traduit en français est « Dire non au règne de la peur de la mort », Reno réagit à une déclaration du gouverneur de l'État de New York Andrew Cuomo qui, alors même que sa ville était meurtrie, proclamait que tout serait fait pour sauver des New-Yorkais : « Si tout ce que nous faisons sauve juste une vie, je serai content. » Selon Reno, il s'agit d'un « sentimentalisme désastreux ». Car la mort n'est pas le pire qui puisse nous arriver et la « vie physique » n'est pas tout. La justice, la beauté ou

[1] Rusty Reno, « Say "no" to death's dominion », *First Things*, 23 mars 2020.

l'honneur sont plus hauts. Le concept de « vie physique » n'est valable que pour un croyant comme Reno. Pour moi, il n'y a rien d'autre que la vie et je ne connaîtrai jamais rien d'autre que ma vie. J'éprouve beaucoup de respect pour ceux qui croient en un au-delà, mais dériver de cette croyance un diagnostic général sur la surmédicalisation de nos sociétés en période de pandémie respiratoire virale ne me semble pas pertinent.

L'analyse d'Illich n'est pas valable parce que les faits la contredisent, tout simplement. Celle de Reno souffre d'un biais de construction. Certes la justice, le courage, la générosité sont des valeurs à honorer, et il est remarquable que certains individus les défendent au péril de leur vie. Ce fut le cas des résistants. L'actualité nous montre aussi périodiquement des personnes qui plongent dans une eau sournoise pour sauver un enfant de la noyade. On pense également aux pompiers ou aux policiers qui peuvent risquer leur vie pour protéger la nôtre. Mais ce raisonnement s'applique quand on combat un ennemi qui propage le mal, qu'il soit humain ou naturel. Mourir parce qu'on s'engage dans la résistance est, en effet, héroïque, admirable et utile. Périr noyé pour sauver un enfant des vagues l'est autant. Décéder du coronavirus parce qu'on refuse de porter un masque ne l'est pas. C'est simplement égoïste, bête et sans intérêt. Et mourir parce que l'on n'accepte pas les progrès de la santé, c'est se priver, le cas échéant, de vivre pour servir la collectivité, de mourir pour la justice, pour la liberté ou pour sauver un enfant.

Être obsédé par sa santé peut être une marque d'égocentrisme. La santé n'est qu'un moyen de nous rendre capables de construire notre vie. En outre, elle doit être appréhendée de façon holistique, en intégrant, comme j'essaie de le faire dans ce livre, la psychologie et la santé mentale. Isoler les personnes âgées de leur famille pour les protéger du coronavirus, c'est, sans doute, hâter leur mort. C'est donc discutable et certainement critiquable. Mais ne pas protéger sa santé, c'est ne pas croire en la vie. Cela revient à ne pas se donner les moyens d'aider les autres, ce qui est aussi une forme d'égoïsme.

Chapitre 11

Construire une santé plus humaine

De nouveaux emplois pour la santé

Nos contemporains sont saisis par la peur d'une déshumanisation du monde. Le traumatisme issu de la crise du Covid-19 a encore accru ce besoin d'empathie. Ils perçoivent le potentiel et l'intérêt des nouvelles technologies dans leur vie quotidienne, mais craignent que les machines ne se substituent à eux. Dans le domaine de la santé, ce thème de la déshumanisation n'est pas nouveau, moins pour des questions technologiques que d'organisation. La pression économique et le fonctionnement bureaucratique de l'hôpital donnent parfois le sentiment que les patients ne sont plus considérés en tant que personnes souffrantes à part entière, mais comme des porteurs d'organes à réparer. Cette appréciation est forcément excessive et réductrice, mais elle existe et doit être prise au sérieux. Pour envisager l'avenir avec confiance, inversons les termes de la question et demandons-nous dans quelle mesure et à quelles conditions les technologies modernes peuvent réhumaniser la médecine. Le champ des possibilités pour y parvenir est immense. Tout est affaire de volonté et d'intelligence.

Les secteurs de la santé vont connaître une croissance forte ces prochaines années en raison d'une demande soutenue et d'une offre portée par les innovations. Mais la croissance n'est jamais un long fleuve tranquille. Elle se déroule toujours sur un mode schumpétérien dans lequel les nouveautés technologiques génèrent de nouveaux systèmes d'organisation, de nouvelles tâches, voire de nouveaux métiers. Un bouleversement, qui entraîne incompréhension, effroi et résistances. Telle est l'histoire du monde, dont le moteur n'est pas la lutte des classes, mais le désordre engendré par l'innovation et les oppositions qui en découlent, faisant naître une sorte de chaos perpétuel. Le capitalisme ne sera jamais tranquille, prévisible. Tel est le prix du progrès. Il est néanmoins des inquiétudes qui sont excessives et peuvent être conjurées. Comme celle de la fin du travail, pourtant ressassée depuis l'Antiquité, qui inclut la peur de la déshumanisation[1].

Les leçons de l'histoire et de l'analyse économique contemporaine sont univoques : le chômage technologique, lié à l'irruption de changements techniques, est un phénomène transitoire. L'économiste américain Robert Gordon a montré que les révolutions industrielles de la vapeur au XVIIIe siècle et de l'électricité et

[1] J'ai raconté une histoire des théories de la fin du travail dans mon ouvrage *Le travail est l'avenir de l'homme*, Éditions de l'Observatoire, 2017.

du moteur à explosion au XIXe ont amélioré le niveau de vie des travailleurs et leur bien-être[1]. Durant la première, les industries du papier et du textile, par exemple, ont embauché deux fois plus que le nombre d'emplois détruits dans l'agriculture. Dans le même mouvement, entre 1970 et 2010, les postes d'ouvriers, de mineurs, de professionnels des services domestiques ont été divisés par trois, mais ceux dans les services aux entreprises, la santé ou l'enseignement ont été multipliés par douze[2] ! Jamais le monde n'a compté autant de médecins, de radiologues ou d'aides-soignants. Dans le secteur de la santé, de nombreux nouveaux métiers vont apparaître ces prochaines années. Le docteur Fabien Guez cite les concepteurs et les imprimeurs d'organes de remplacement, les pilotes de drones ambulanciers, les créateurs d'algorithmes d'aide à la décision, les pilotes de robots chirurgicaux, les spécialistes du rajeunissement, et tous ceux dont nous ne pouvons imaginer à l'avance l'existence[3]...

---

[1] Robert Gordon, *The Rise and Fall of American Growth. The US standard of living since the civil war*, Princeton University Press, 2016. Voir aussi le rapport *Automatisation, numérisation et emploi* du Conseil d'orientation pour l'emploi, publié en janvier 2017.

[2] Une partie (seulement) des emplois dans la santé et l'enseignement sont publics. Tout dépend en réalité des pays. Mais on n'observe pas de corrélation globale entre la socialisation de ces emplois et leur vitesse de développement. La santé ou l'école privées ont connu une croissance extraordinaire ces dernières décennies.

[3] Fabien Guez, *op. cit.*

L'irrésistible croissance des métiers du *care*

La santé est bousculée par l'innovation comme jamais depuis le XIXe siècle. Et, bien sûr, celle-ci détruit des tâches et même certains emplois, bien que ce soit en réalité assez rare. Mais pleurer sur le lait renversé n'est pas suffisant, surtout quand il est caillé. Mieux vaut identifier les missions et les métiers qui émergent, afin d'y préparer les individus, et en particulier les plus jeunes. Parmi ces emplois d'avenir figurent ceux qui participent aux « interactions sociales » et offrent à la santé cette opportunité de réhumanisation. Robotiser ces métiers-là est impossible, puisqu'ils consistent à échanger de façon humaine avec d'autres humains. Certes, une machine peut, au prix d'efforts de programmation colossaux, faire preuve d'empathie ou de sollicitude. Les robots capables de travailler avec des enfants autistes ou des personnes dépendantes représentent un outil nouveau et utile. Ils vont devenir indispensables mais resteront insuffisants. Car le robot ne sera jamais l'autre visage qui nous fait exister. Il n'est pas l'être mortel à côté duquel je me tiens et à qui je peux dire : « Je suis là. » En outre, comme le souligne le paradoxe de Moravec, la machine a beaucoup de mal à reproduire les gestes des humains, y compris ceux qui nous sont les plus familiers. Des sommes d'argent gigantesques doivent être investies pour qu'un robot soit capable de la même habileté qu'une infirmière ou qu'une nourrice qui donne le biberon. Les emplois relatifs aux interactions sociales sont donc protégés et de plus en plus nécessaires, car la demande d'échanges empathiques est plus ardente quand la technologie envahit nos vies. À ce titre, machine et humain sont des facteurs de production complémentaire. Plus les hôpitaux seront remplis de robots chirurgiens ou anesthésistes, plus nous croiserons d'infirmières dans les couloirs pour poser des perfusions ou, tout simplement, rassurer les patients.

Ce type de métiers, très humains, ne sont pas automatisables en totalité. Ils peuvent l'être partiellement, mais, dans ce cas, le rôle de l'humain demeure. Le vieillissement de la population, l'essor des maladies chroniques, la nécessité d'éduquer davantage et la technologisation du monde vont augmenter la demande adressée à ces professions. En France, en dépit d'un (trop) strict contrôle des dépenses de santé, plus de 700 000 infirmiers et infirmières étaient en poste début 2019. Le soin des patients à domicile, l'aide aux personnes dépendantes et la contribution au respect de l'observance des traitements rendent leur présence dans le système de santé toujours plus indispensable. Il y a peu d'intérêt médical et financier à déshumaniser cet emploi. À l'hôpital, les métiers du *care* ne sont pas assez développés, non pas faute de besoin, mais de ressources financières. Soyons plus capitalistes avec la santé. Mettons-y plus d'argent privé, des mutuelles ou du « grand capital ». Les dépenses dans ce domaine vont continuer d'augmenter rapidement, sous le coup de l'innovation, nécessaire aux patients mais inflationniste, au moins dans un premier temps. L'argent public, seul, ne peut financer ces coûts et fournir le supplément d'âme et de confort permis par une plus grande présence humaine dans les systèmes de soins. C'est la raison pour laquelle le capitalisme doit entrer dans la santé. Non pour comprimer les dépenses mais, au contraire, pour apporter de nouvelles ressources en abondance. Les interactions sociales au service des patients et l'emploi du XXIe siècle y gagneront.

Métiers du *care* et féminisme

Ces professions, souvent occupées par des femmes, font partie de ce que les Anglo-Saxons nomment le *care*, peu aisé à traduire en français. Sollicitude, aide, soin, compassion… Le *care* englobe toutes ces notions sans se réduire à l'une d'elles. Infirmière, nourrice, assistante, femme de ménage, aide aux personnes âgées, médecin… L'ensemble de ces métiers relève du *care*. Je les emploie au féminin à dessein. En effet, depuis l'apparition de ce concept théorisé par les travaux de la philosophe et psychologue américaine Carol Gilligan, dans les années 1980, il existe un débat pour savoir si le *care* serait par essence féminin, ou bien si ces métiers sont occupés par des femmes parce que peu payés dans une société machiste[1]. Carol Gilligan souligne que, très tôt, les petites filles se préoccupent des autres avant de se préoccuper d'elles-mêmes. Elles seraient, par nature, plus enclines à se soucier d'autrui

[1] Voir, par exemple, Carol Gilligan, *Une voix différente. Pour une éthique du* care, Flammarion, 2008.

que les petits garçons. Elles aident plus spontanément un camarade à faire ses devoirs, rendent plus facilement un service, prêtent plus souvent un jouet. Ce déterminisme se prolongerait à l'âge adulte, les hommes étant particulièrement sensibles à l'ordre et à la justice, et les femmes aux relations humaines et au *care*. Plus tard, des auteurs comme Nel Noddings ont voulu donner un fondement biologique à cette notion : les femmes sont tournées vers les autres parce que la nature les oblige à s'occuper de leur enfant plus que les hommes. Jusqu'à la naissance, elles portent, seules, un bébé, qu'elles nourriront parfois au sein. Quel que soit l'amour qu'il a pour son enfant, le père en est fatalement plus éloigné que la mère.

Ces théories ont été critiquées et invalidées pour plusieurs raisons. D'abord, elles pourraient signifier que les hommes ne s'intéressent pas aux autres alors que toutes les femmes seraient généreuses, ce qu'on n'observe pas dans la réalité. En l'occurrence, le systématisme des théories originelles du *care* paraît suspect. En effet, cet essentialisme enferme les femmes autant qu'il disqualifie les hommes. Si le destin des femmes est de s'occuper des autres, autant leur refuser l'entrée des écoles d'ingénieurs et de commerce, dans lesquelles elles ne s'épanouiront pas ! Ensuite, l'Américaine Joan Tronto rappelle que les emplois du *care* sont, certes, occupés par des femmes, mais en grande partie par des femmes immigrées, non pas en raison d'une prédisposition naturelle, mais parce qu'ils sont peu payés[1].

[1] Joan Tronto, *Un monde vulnérable*, La Découverte, 2009.

Il est vain d'opposer frontalement le différentialisme de Gilligan et le marxisme de Tronto. Quelle tristesse, un monde où les hommes et les femmes seraient identiques ! Certes, une partie des comportements masculins et féminins repose sur un substrat culturel et éducationnel qui a placé les garçons en situation de domination et les filles en retrait. De ce point de vue, les *gender studies* visent juste. Mais le corps existe. L'homme et la femme sont naturellement différents et les cultures, souvent pour le pire, ont exacerbé ces distinctions, ce qui donne un argument décisif à Tronto : les métiers relatifs au *care* ont été pendant longtemps sous-valorisés et donc « réservés » aux femmes. Il est nécessaire à présent de sortir complètement de cette féminisation du *care*.

Former des spécialistes généralistes et empathiques

Les métiers du soin vont s'augmenter de technologies formidablement performantes. Voilà un défi pour les systèmes de formation médicale. Mais le soin ne se réduit pas à la technologie, de la même façon qu'une santé sans elle ne nous offrirait aucun remède. Cette configuration caractérisée par des progrès technologiques et une demande d'empathie constitue une opportunité sociale, dans un contexte où les « classes moyennes basses » ont été frappées dans les pays développés par la désindustrialisation, la « destruction créatrice », l'augmentation des prix des logements ou l'alourdissement de la fiscalité.

Sur ce sujet, l'économiste de Harvard Lawrence Katz a écrit des articles particulièrement stimulants[1]. Il affirme que les classes moyennes n'ont pas disparu. Elles se sont pour ainsi dire momentanément éclipsées, comme au XIXe siècle, mais le capitalisme contemporain s'avère suffisamment plastique pour qu'elles réapparaissent, à la condition que les individus acquièrent les compétences cohérentes avec l'infrastructure technologique du XXIe siècle. Katz valide l'idée selon laquelle l'économie contemporaine est capable de créer des emplois au sommet comme au pied de l'échelle sociale. Son analyse tire son originalité de son diagnostic sur les classes moyennes : oui, des personnes qui possèdent à la fois des compétences générales et techniques peuvent occuper une position « moyenne » pour s'envoler ensuite vers une trajectoire sociale ascendante. Le rôle de l'humain est d'ajouter de la valeur par rapport à celle que confère l'intelligence artificielle, notamment d'apporter des solutions à une multitude de problèmes qui surviennent de manière imprévisible. Katz propose ainsi que les infirmiers et infirmières acquièrent des connaissances pointues en biologie ou en physique. Cette combinaison de compétences humaines et techniques encore trop rare permet d'aborder des problèmes sous un angle rénové, qui n'est

---

[1] Voir, par exemple, « Get a liberal arts B.A., not a business B.A., for the coming artisan economy », *PSB NewsHour*, 15 juillet 2014.

ni celui du seul pragmatisme ni celui de la pure théorie. Les salariés du *care* constituent typiquement d'abondants bataillons de ces nouvelles classes moyennes, bien qu'ils ne soient pas les seuls.

Ne posséder qu'un savoir technique se présente comme une impasse, car l'intelligence artificielle et la robotique seront toujours meilleures techniciennes que les hommes. L'éducation que doivent fournir nos systèmes de formation initiale et continue combine les socles fondamentaux, en particulier ceux qui relèvent de la compréhension et de l'expression, les connaissances techniques pointues, quand elles sont indispensables, et les compétences relationnelles. La capacité à réaliser une suture ou une IRM ne doit pas être exclusive de l'empathie et de la culture générale. Ces aspects deviennent complémentaires, sources de l'épanouissement des nouvelles classes moyennes et de la stabilité démocratique.

Une médecine plus performante et plus humaine

La technologie ne domine pas l'humain par nature. Elle est un outil d'aide à la décision et doit être considérée comme tel. L'IA, en particulier, ne menace absolument pas notre libre arbitre, contrairement aux prédictions de Yuval Harari sur la « dataïsation » de nos vies. Selon lui, les algorithmes nous connaissent de mieux en mieux, et même mieux que nous. Biologiquement, une IA peut percevoir des pathologies dont nous souffrons sans que nous en ayons conscience parce qu'elles sont à leurs prémices. Psychologiquement, l'IA pénètre notre inconscient. Des algorithmes présents sur nos smartphones analysent ce que nous lisons, ce que nous écoutons, la façon dont nous interréagissons sur les réseaux sociaux. Ils peuvent déceler des goûts et des envies que nous ne parvenons pas à formuler consciemment. Selon Harari, l'humain serait ainsi destiné à abandonner son libre arbitre aux machines.

Cette crainte me semble absolument infondée. Certes, l'IA peut orienter nos comportements. C'est vrai quand nous recevons une publicité via Amazon ou Facebook. C'est également vrai pour un médecin à qui une IA suggère un traitement. Mais ces incitations ont toujours existé dans toutes les dimensions de nos vies. On pourrait même dire que nos actes sont aussi influencés par le climat. On est plus enclin à acheter un vélo le jour où il fait beau, quitte à peu s'en servir par la suite, rattrapé par un temps froid et pluvieux. L'IA industrialise ce *process* et le rend plus efficace, mais elle ne change rien à la réalité d'un libre arbitre humain, dont Karl Popper avait montré que l'inexistence ne pouvait être prouvée. L'homme est en partie déterminé par ses gènes. Pour le reste, il est placé dans des situations particulières dont il peut s'extraire. Il faut comprendre ce raisonnement pour se défaire de la peur technologique. Dans le domaine de la santé, les technologies, et l'IA en particulier, constituent de fantastiques aides à la décision.

Prenons un cas concret. Si une IA signale à un dermatologue un cancer de la peau que le praticien n'avait pas repéré de lui-même, quatre éventualités peuvent se présenter :
1 – L'IA a raison (ce qui est le plus probable) et le médecin suit sa recommandation. Dans ce cas, l'IA apporte des chances supplémentaires de guérison au patient.
2 – L'IA a raison et le médecin ne suit pas sa recommandation. Dans ce cas, le praticien commet une erreur grave dont il est le seul responsable.
3 – L'IA a tort et le médecin suit sa recommandation. Dans ce cas, le dermatologue va procéder à des examens complémentaires.
4 – L'IA a tort et le médecin ne suit pas sa recommandation parce qu'il est sûr de lui.

Cet exemple montre deux choses : d'une part, le médecin garde son libre arbitre ; d'autre part, le bilan de l'utilisation de la technologie est le plus souvent positif ou, du moins, sans conséquence pour le patient.

Le rôle du médecin, généraliste ou spécialiste, en ville ou à l'hôpital, n'est fondamentalement pas modifié. Il est docteur, tiers de confiance et garant d'une relation de qualité avec le patient (et éventuellement ses proches). La technologie augmente la fiabilité de la médecine et libère du « temps médical ». Un déplacement de valeur massif peut s'opérer grâce aux innovations de la santé au bénéfice de la relation humaine avec le malade, notamment dans le cadre des pathologies chroniques. Qui s'en plaindra ?

La technomédecine doit soigner des individus

L'innovation technologique contemporaine offre une formidable occasion de réaliser le rêve de Canguilhem : soigner non pas un organe, mais un sujet[1]. Elle nous promet ainsi une médecine dite 4P : prédictive, préventive, personnalisée et participative. Prédictive, car les analyses ADN nous permettront de mieux appréhender nos vulnérabilités. La connaissance de l'épigénétique confère aux individus des clés pour mieux vivre. La médecine sera donc aussi préventive et personnalisée par les diagnostics et les traitements. Cette évolution est déjà spectaculaire en oncologie. De plus en plus, on propose aux patients des soins sur mesure, puisque la science moderne nous a montré qu'il n'existait pas *un* cancer, mais que chaque individu fabriquait le sien, singularisé par des caractéristiques précises. Lutter contre cette pathologie nous oblige à la considérer comme un ennemi unique. La médecine doit être aussi plus participative tant chacun convient que la relation verticale, du professeur vers le lit, est insatisfaisante. L'acceptation d'un traitement et l'observance des soins ne sauraient se dérouler sans un échange, forcément asymétrique, mais sincèrement mutuel.

La médecine moderne ne porte pas en elle les germes de la déshumanisation, voire de l'inefficacité, comme le

[1] Georges Canguilhem, *Le Normal et le pathologique*, PUF, 2013.

prédisait Ivan Illich. Elle nous fait au contraire entrevoir une chance d'humanité supplémentaire, en libérant du temps pour les personnels soignants et en donnant aux malades les moyens de récupérer, c'est-à-dire d'être de nouveau capacitaires, de plus en plus vite. Le médecin généraliste est justement celui qui doit disposer de temps pour s'occuper du patient dans sa globalité. La technologie ne remet pas en cause son rôle. Elle le magnifie.

Beaucoup des enseignements de Canguilhem demeurent d'une brûlante actualité. Le patient n'est pas un objet, mais un être en souffrance. La maladie vit à l'intérieur d'un corps qu'elle modifie de façon systémique. La pathologie n'est pas juste un phénomène normal perturbé. C'est l'individu qui est malade et non l'organe. C'est donc l'individu que le médecin doit soigner. La guérison n'est pas un simple retour à un état antérieur. La pathologie est un rétrécissement des possibilités et fait entrer dans une « vie contrariée ». D'où la conséquence logique : soigner, c'est rendre de nouveau capacitaire, où l'on comprend que la psychologie, les relations sociales, le bien-être, la lutte contre la souffrance physique doivent être systématiquement des compléments au combat contre les « dysfonctionnements » organiques. Ôter une tumeur est une condition nécessaire mais non suffisante à la guérison d'un cancer.

De cette analyse doit découler une conception de la santé qui donne aux soignants la possibilité d'adopter un comportement holiste. L'organisation managériale de l'hôpital a poussé à l'extrême la division du travail, de façon sous-optimale pour les patients et les professionnels. Une infirmière n'est pas là seulement pour pratiquer des actes qu'un robot agrémenté d'une intelligence artificielle pourra certainement effectuer dans quelques années. Elle utilise une technologie pour apporter un soin. Celui-ci est nécessairement protéiforme, différent selon les patients, et mobilise un large spectre de compétences. Le soignant de demain est un technicien psychologue et empathique. Voilà ce que les organisations du système de soins doivent valoriser.

Épilogue

La santé rend-elle heureux ?

Santé, bonheur et bien-être

Depuis toujours, l'homme a cherché à se soigner et à soigner les autres. Il prend soin. C'est un *Homo sanitas*, comme il est un *Homo faber*. L'attention portée à autrui ne date pas de la crise du Covid-19, mais remonte aux profondeurs du temps, pour des résultats concrets spectaculaires. La vie a gagné sur la mort de deux façons. D'abord, de plus en plus d'humains vivent sur cette terre et, quoi qu'en disent les malthusiens décroissants, c'est une excellente nouvelle, sur le plan philosophique et même écologique. Pour un humaniste, la protection de la planète vient de l'intelligence et de la bonne volonté, non de l'absence de vie de ses congénères. Ensuite, les humains vivent de plus en plus longtemps. Le combat contre les maladies infectieuses et les pathologies chroniques, loin d'être terminé, a considérablement augmenté l'espérance de vie. La longévité maximale semble encore peu affectée, mais des progrès devraient s'observer avec la lutte contre les maladies neurodégénératives et, plus généralement, l'étude du cerveau. La connaissance précise de cette région du corps n'en est qu'à ses débuts. C'est une nouvelle frontière que nous sommes en train de passer. Nous découvrons un territoire encore largement méconnu, mais qui recèle tant de promesses pour améliorer la vie humaine, pour la rendre plus longue et… plus vivable.

Mais pourquoi ? Est-ce qu'une meilleure santé rend plus heureux ? Est-il souhaitable de vivre plus longtemps ? Est-ce que toutes ces ressources affectées à la santé ne seraient pas plus utiles ailleurs, à l'éducation ou à l'écologie ? Cette question relève d'une branche de l'économie qui s'est beaucoup développée ces dernières décennies et qu'on appelle « l'économie du bien-être ». En 1974, l'économiste Richard Easterlin avait souligné que l'augmentation du PIB d'un pays ne se traduisait pas nécessairement par une hausse du bien-être de ses habitants ; pour deux raisons : d'une part, les individus ont tendance à s'adapter à l'amélioration de leur situation matérielle, et donc à en demander toujours plus ; d'autre part, l'amélioration de la situation des uns rend les autres jaloux. Finalement, selon Easterlin, la croissance économique serait une course puérile qui n'apporte pas l'essentiel. Cette thèse a été largement exploitée par la frange la plus réactionnaire des écologistes, qui voudrait nous convaincre que le bonheur était tout autant possible à l'âge des famines et des épidémies de peste qu'il ne l'est aujourd'hui. La gauche a, quant à elle, souvent utilisé l'argument pour pointer du doigt l'effet néfaste des inégalités sur le bonheur. Pourtant, depuis 1974, les recherches en économie du bien-être ont infirmé le paradoxe d'Easterlin. On sait désormais que les revenus importent, comme l'espérance de vie, la qualité des relations sociales, la générosité des habitants, la liberté et la confiance dans les institutions. C'est aussi le cas de la santé : santé physique mais aussi, et surtout, santé mentale. Comme je l'ai souligné, ce dernier aspect est oublié des politiques publiques, alors même qu'il est une cause essentielle du bien-être, ou du mal-être, des humains. On entend souvent que les gens heureux vivent plus longtemps, semblant donner raison à cette phrase archiconnue de Voltaire : « J'ai décidé d'être heureux parce que c'est bon pour la santé. » On oublie que l'inverse est aussi valable : les gens bien portants sont, en moyenne, plus heureux. Mais la santé ne se limite pas à une dimension physique d'absence de douleur corporelle.

La prospérité, l'État-providence et la liberté, comme la santé, apporteraient donc le bonheur ? La réalité humaine est plus complexe. Dans *La Grande Évasion*, Angus Deaton souligne que l'emploi du terme « bonheur » entretient la confusion du débat[1]. Il serait préférable de parler de « satisfaction de vie » ou de « jugement sur sa qualité de vie ». Ainsi, les personnes pauvres sont moins satisfaites de leur vie que les plus riches. Les Scandinaves jugent la qualité de leur vie bien meilleure que la plupart des Africains ne jugent la leur. En revanche, écrit Deaton, la « vie émotionnelle » (qui est une approximation du bonheur) des gens modestes

[1] Angus Deaton, *op. cit.*

n'est pas très différente de celle des gens aisés : tous connaissent des situations de stress, des problèmes de couple, des inquiétudes liées à l'avenir de leurs enfants, une insatisfaction quant au sens donné à leur existence. Je comprends parfaitement ce que veut dire Deaton pour le vivre. Je n'aurais aucun mal, sur une échelle de 1 à 10, à donner une note de 9, voire plus, à la qualité de ma vie. Cela ne m'empêche pas de connaître, parfois, anxiété, impatience et déception. Le lien entre ce que Deaton appelle le « bien-être émotionnel » et le revenu est beaucoup plus lâche que celui qui unit « qualité de vie » et revenu. Comme le dit l'économiste, « la richesse ne protège pas de l'angoisse, de la peur ou de la tristesse, et elle n'est pas nécessaire pour ressentir le bonheur ou jouir du quotidien ». Et pourtant, les nostalgiques des ordres anciens se trompent. Car mieux vaut supporter son angoisse existentielle dans le capitalisme démocratique, le confort matériel, la liberté, la santé de soi ainsi que de ses proches, que dans un environnement oppressant, misérable et malsain.

Quel est le but ultime d'une politique de santé ?

La politique ne doit jamais viser le bonheur des individus car elle se condamnerait à être totalitaire, puisque le bonheur des uns n'est pas celui des autres. Une politique du bonheur l'impose forcément tel qu'il est perçu par les dirigeants. Il ne faut pas l'ordonner, mais le rendre possible. Le rôle de l'État, en France comme ailleurs, est de donner aux gens les moyens de réaliser leur vie, d'étendre la « liberté positive », pour reprendre la terminologie du philosophe Isaiah Berlin. Flexibiliser le marché du travail, renforcer la formation professionnelle, mettre à niveau l'éducation primaire, rendre solvable l'État-providence, combattre le terrorisme, lutter contre les communautarismes, permettre aux gens de protéger leur santé : voilà ce que la politique peut faire de mieux pour la qualité de vie des citoyens. C'est offrir à leurs habitants la possibilité d'être heureux qui fait la grandeur des démocraties libérales. Leur bonheur individuel, c'est à eux de s'en occuper, s'ils y parviennent ; et cela les met face à une responsabilité abyssale : choisir le sens de leur vie[1]. La politique de santé doit rendre capacitaire. Le dessein est colossal, mais cela ne dédouane pas les individus des décisions qu'ils doivent prendre pour réussir leur existence.

C'est tout l'enjeu de la mondialisation et de la mutation de la troisième révolution industrielle. Les innovations qu'elles autorisent dans la santé, les transports, la diffusion de la culture et de l'éducation ne vont pas directement générer du bonheur individuel, pas plus qu'elles ne font sens en elles-mêmes. Plus éduqué, plus cultivé et en meilleure santé, votre amoureux, ou votre amoureuse, n'en

---

[1] Pierre Bentata, *Les Désillusions de la liberté*, Éditions de l'Observatoire, 2017.

risque pas moins de vous quitter, peut-être même plus rapidement et pour s'enfuir plus loin, aidé par les progrès de la mobilité… En revanche, ces technologies, distribuées de manière équitable, augmentent ce qu'Amartya Sen appelle les « capabilités » : non pas simplement des capacités nouvelles, mais les moyens d'acquérir des compétences et d'en faire usage pour construire sa vie. La santé n'est pas un but en soi. Mais une longévité plus grande, en bonne santé physique et mentale, une mobilité accrue, une culture plus large doivent permettre de mieux réaliser un projet de vie. Le progrès technologique et économique apporte de nouvelles libertés et la possibilité de la joie voire, parfois, du bonheur. Voilà la raison pour laquelle, contre vents et marées, je reste un libéral, y compris dans une période où la demande de protections et de frontières est forte. Le libéralisme économique et politique autorise les individus à construire leur vie et, éventuellement, à lui donner un sens, un sens choisi par les individus et non pas imposé par une autorité politique ou un pouvoir technologique.

L'allongement du temps en bonne santé permis par les avancées de la médecine nous offre la possibilité de vivre plus longtemps pour faire plus de choses et aller plus loin. La liberté reste le but ultime du progrès. Rien ne dit que chacun y trouvera son bonheur. Mais l'innovation contemporaine ouvre des perspectives pour ceux qui voudraient participer à la marche du monde. *Homo* est *sanitas* pour construire son histoire et pour construire l'Histoire.

Table

Introduction
Homo sanitas 7

Chapitre 1
Homo vivens :
l'homme qui conquiert la vie

La guerre pour la vie 19
L'augmentation irrégulière de l'espérance de vie 23
La mondialisation des épidémies 31
Le rôle respectif de la médecine et de l'économie 34
Mao et le Grand Bond en arrière 36
Où en sommes-nous aujourd'hui ? 38

Chapitre 2
Homo ad libitum :
l'homme immortel

La vieille quête de la longévité 49
La quête d'immortalité 53

Les récits de l'immortalité 56
L'illusion du galvanisme 59
L'espoir cryogénique 61
Pourquoi cherchons-nous l'immortalité ? 65

Chapitre 3
Deus sanitas : Dieu médecin

Deus sanitas 71
Le chamanisme médical 74
Babylone et les dieux d'appoint 76
La révolution Imhotep 78
Asclépios, le dernier grand mythe médical 80
Jésus, le médecin humain 82
Du dieu médecin au philosophe médecin
(Alcméon, Hippocrate et Galien) 87

Chapitre 4
Techno sanitas : la technologie médecin

Le sens de l'innovation 99
Voir le corps 101
L'importance de la méthode 103
Le moment Pasteur et la grande industrie 107
La convergence technologique contemporaine 112
Covid-19 et déception technologique 116

Chapitre 5
La médecine génique

Voir et analyser l'ADN pour comprendre les maladies 121
Histoire du séquençage 123

La révolution scientifique et philosophique de l'épigénétique 126
Vers une économie des thérapies géniques 128
La révolution CRISPR-Cas9 et le problème de la manipulation des embryons 134
Quelle « géno-éthique » pour l'Europe ? 139

Chapitre 6
Le cerveau, nouvelle frontière

Le continent cérébral 145
Euthanasier les maladies neurodégénératives 146
Histoire de l'étude du cerveau 148
La forte prévalence des maladies psychiatriques 153
Les troubles psychiatriques font plus souffrir que les maladies physiques 158
La lutte contre les troubles psychiatriques, parent pauvre de la santé publique 159
La coupable déconsidération de la psychiatrie 162
L'innovation contemporaine en psychiatrie 165
Vers l'augmentation cérébrale et le transhumanisme 166

Chapitre 7
Cibus sanitas : l'aliment médecin

L'alimentation et la santé 173
La peur alimentaire 176
L'histoire de la productivité agricole et de la lutte contre la faim 179
L'âge d'or de l'alimentation 182
L'alimentation sanitaire 185

Chapitre 8
Libérer l'économie de la santé

Le capital santé 194
Pourquoi les dépenses de santé augmentent 198
Comment prendre en charge les cancers ? 202
Investir dans la santé est bon pour l'économie 206
Protéger la santé et nos États-providence 210

Chapitre 9
La valeur d'une vie

Mesurer la valeur de la vie 217
Le prix de la vie, l'amour et la violence 221
Faut-il soigner tout le monde ? 225
L'État ne peut pas éliminer le risque sanitaire 228

Chapitre 10
La peur irraisonnée d'un biopouvoir

Une nouvelle vague d'innovations 235
L'entrée des géants du numérique dans la santé 238
Faut-il craindre l'instauration d'un biopouvoir ? 242
Le meilleur des mondes ? 245
Faut-il craindre l'avènement d'une société hygiéniste ? 249
Faut-il mépriser la santé ? 259

Chapitre 11
Construire une santé plus humaine

De nouveaux emplois pour la santé 267
L'irrésistible croissance des métiers du *care* 270

Former des spécialistes généralistes et empathiques 274
Une médecine plus performante et plus humaine................. 276
La technomédecine doit soigner des individus........................ 279

Épilogue
La santé rend-elle heureux ? 283
Santé, bonheur et bien-être.. 285
Quel est le but ultime d'une politique de santé ?................. 288

Ouvrages de
Nicolas Bouzou

Les Mécanismes du marché : éléments de microéconomie, Paris, Bréal, 2006.

Petit Précis d'économie appliquée à l'usage du citoyen pragmatique, Paris, Eyrolles, 2007.

Krach financier. Emploi, crédits, impôts : ce qui va changer pour vous, Paris, Eyrolles, 2009.

Le Capitalisme idéal, Paris, Eyrolles, « Le capitalisme en mouvement », 2010.

La Politique de la jeunesse, Paris, Odile Jacob, « Penser la société », 2011 (avec Luc Ferry).

Le Chagrin des classes moyennes, Paris, JC Lattès, 2011.

On entend l'arbre tomber mais pas la forêt pousser : croire en l'économie de demain, Paris, JC Lattès, 2013.

Le Grand Refoulement. Stop à la démission démocratique, Paris, Plon, 2015.

Pourquoi la lucidité habite à l'étranger ?, Paris, JC Lattès, 2015.

L'innovation sauvera le monde : philosophie pour une planète pacifique, durable et prospère, Paris, Plon, 2016.

Le travail est l'avenir de l'homme, Paris, Éditions de l'Observatoire, 2017.

La Comédie (in)humaine : comment les entreprises font fuir les meilleurs, Paris, Éditions de l'Observatoire, 2018 (avec Julia de Funès).

Sagesse et folie du monde qui vient, Paris, XO éditions, 2019 (avec Luc Ferry).

Inventons la mondialisation de demain, Éditions de l'Observatoire, 2020.

L'Amour augmenté. Nos enfants et nos amours au XXIe siècle, Éditions de l'Observatoire, 2020.

Composition et mise en pages
Nord Compo à Villeneuve-d'Ascq

FSC
www.fsc.org
MIXTE
Papier issu
de sources
responsables
FSC® C123930

Impression réalisée par CPI BUSSIÈRE
Saint-Amand-Montrond (Cher), en février 2021

N° d'édition : 4476/01 - N° d'impression : 2055686
Dépôt légal : mars 2021

Imprimé en France